嚴家祕煎

臨床治驗例方

韓醫學博士 嚴泰植 編著

嚴家祕煎

臨床治驗例方

韓醫學博士 嚴泰植 編著

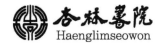
杏林書院
Haenglimseowon

[머리말]

동양의학은 약물요법과 침구요법으로 구분할 수 있는데
임상을 하다보면 때로는 막막하게 느껴져서 처방구성 자체를
엄두도 낼 수 없는 지경에 처하게 된다.
그래서 본인은 대학병원에서 교수로서 근무한 경력, 해외파견 근무,
또 일반 한의원 근무 등 한의사 경력 50년 동안 많은 환자를
대해본 경험을 토대로 지금까지 쌓아온 모든 처방을
집대성하고 총정리해서 간결하게 집필하여
앞으로 한의사가 될 많은 재학생분들과 현재 임상에 임하고 있는
한의사분들에게 조그마한 도움이라도 드릴 수 있을까 해서
이 책을 발간하게 되었다.

2024년 7월 1일

嚴 泰 植

[目次]

9장. 小兒科疾患의 治法, 症狀, 處方

■ 처방 용량표의 錢과 分을 생략하였음.
  예) 1錢5分 → 1.5
        5分 → 0.5

1장
太陽腑證의 疾患의 治法, 症狀, 處方 및 주의점

[증상]

가슴이 답답하다

筋肉痛

胃가 부어 있다.

膀胱炎으로 소변을 노랗게 본다.

가장 중요한 것은 체온기로 체온이 37.5℃ 이상이면,

태양부증으로 보고 치료를 한다.

체온이 정상이면 太陽腑證 외의 치료를 해야 한다.

處方										
藿香正氣散0.5										
藿香	蘇葉	白芷	大腹皮	白茯苓	厚朴	白朮	陳皮	半夏	桔梗	炙甘草
1.5	1	0.5	0.5	0.5	0.5	0.5	0.5	0.5	0.5	0.5

[주의점]

양방에서 小兒에게 급격한 해열제를 복용하게 하면 방광경락으로

痲痺현상이 올 수 있다.

小兒에게는 절대 찬 음식, 찬 음료수를 피하고 목욕도 금한다.

약 복용 중에 症狀이 심할 수 있다.

약 복용 시에는 冷水, 목욕, 지방 음식을 금한다.

1. 感冒

惡寒, 脈數 發熱, 頭痛, 鼻涕, 全身痛, 感冒																
葛根	柴胡	黃芩	赤芍藥	羌活	白芷	桑白皮	地骨皮	前胡	枳殼	桔梗	川芎	獨活	枯白礬	玄蔘	金銀花	山査
1.5~3	1.5~3	1.5	1	1	1	1.5	1.5	1	1	1	1	1	1	3	3	1

感冒, 全身骨痛																						
金銀花	蘇葉	藿香	白朮	陳皮	青皮	烏藥	木香	白朮	香附子	黃栢	黃芩	日黃連	山査	枳實	貢砂仁	厚朴	白茯苓	羌活	白芷	柴胡	木香	甘草
3	1.5	1.5	2	2	1.5	1.5	1.5	2	2	1	2	1	1.5	1	1	1	2	1.5	1	1.5	1	1

2. 感冒性 咳嗽

痰盛, 乾咳, 惡寒, 頭痛, 鼻涕, 氣管支虛弱性久咳																					
夏枯草	沙蔘	柴胡	前胡	羌活	枳殼	桔梗	川芎	赤茯苓	獨活	桑白皮	地骨皮	紫菀	金銀花	當歸	貝母	荊芥	防風	破古紙	黃芪	楡白皮	天花粉
2.5	1	1	1	1	1.5	1.5	1	1	1	1.5	1.5	1	1.5	1.5	1	1	1	1	1.5	3	2

蘇葉	半夏	葛根	瓜蔞仁	麻黃
1.5	1	1	3	0.5

3. 扁桃腺炎

發熱, 咽喉痛, 攝食不能, 腹脹																							
沙蔘	白朮	白茯苓	甘草	白芍	川芎	黃芪	肉桂	香附子	遠志	貝母	夏枯草	敗醬根	前胡	山查	桑白皮	款冬花	南星	薏苡仁	熟地黃	地骨皮	紫菀	白薇	當歸
1	1	1	1	1	1	1	1	1.5	1	1	6	1	1	1	1	1	1	1	1	1	1	1	1

4. 感冒性 風寒頭身痛

感冒性風寒頭身痛, 鼻流清涕, 咳嗽, 身痛														
白芍	黃芪	當歸	川芎	熟地黃	羌活	防風	黃芩	生地黃	白芷	藿香	蘇葉	甘草	細辛	桔梗
2.5	2	2	2	2	1	1	1	1	1	1	1	1	0.7	0.7

5. 夏月感氣

頭身痛, 身熱, 惡風寒										
香薷	香附子	蘇葉	陳皮	藿香	厚朴	白扁豆	羌活	荊芥	防風	甘草
3	3	1.5	1.5	1.5	1	1	1	1	1	1

2장
小腸疾患의 治法, 症狀, 處方 및 주의점

[증상]

전체적으로 몸이 무겁다.

頭部, 目, 四肢에 반응이 오는데 저리고 아프다.

음식은 덥히거나 끓여서 먹는다.

소변이 뿌옇다.

處方											
半夏白朮天麻湯											
半夏	陳皮	麥芽	白朮	神麯	蒼朮	人蔘	黃芪	天麻	白茯苓	澤瀉	乾薑	黃栢(洗酒)
1.5	1.5	1	1	1	0.5	0.5	0.5	0.5	0.5	0.5	0.3	0.2

[주의점]

小腸으로 인하여 각종 질병을 유발할 수 있으며, 또 小腸이 冷하면
腰痛도 유발할 수 있다.

小腸이 약하면 자궁이나 방광을 자극하여 小便에 이상이 온다.

소장기능이 냉하면 膽汁이 되지 않아서 肝과 心臟에 부담을 주어서
고혈압을 유발한다.

육식을 먹으면 소화가 되지 않으며, 육식이 먹고 싶으면 구워서 먹어야
한다. 소장이 냉하면 비분해 물질이 생겨서 胃와 食道의 연결점에
동통을 유발시킨다.

1. 冷腹痛, 大腸疝痛, 腹鳴痛

大小腸이 冷하면 痛症을 유발한다.
가급적 찬 음식은 禁해야 한다.
腸에 가스가 있다.

冷腹痛, 腹鳴痛, 疝痛																
蒼朮	藿香	乾薑	香附子	白芍藥	厚朴	陳皮	肉桂	木香	玄胡索	甘草	三稜	蓬朮	白茯苓	貢砂仁	大腹皮	檳榔
2	1	1	1	1	1	1	0.7	1	1	1	1	1	1	0.5	0.5	0.5

冷腹痛, 大腸疝痛																				
白朮	陳皮	厚朴	蘿葍子	木香	檳榔	枳實	神麯	麥芽	烏賊骨	玄胡索	沒藥	艾葉	日黃連	藿香	蘇葉	貢砂仁	白芍藥	甘草	山査	肉桂
1.5	1	1	3	1	1	1	1	1	1.2	1.2	1.3	3	0.5	2.5	1.5	1	1.5	1	1	1

乾薑	香薷	白扁豆	川梔子
1	1.5	1	1

2. 左側腹痛(腸狹窄)

腸에 가스가 많으면 疼痛이 온다.

大腸疝痛																					
蒼朮	陳皮	厚朴	桔梗	乾薑	當歸	白茯苓	半夏	白芷	桂皮	川芎	三稜	蓬朮	靑皮	砂仁	丁香皮	檳榔	烏賊骨	玄胡索	沒藥	艾葉	三七根
2	1	1	1	1	1	1	1	1	1	1	0.8	0.8	0.8	0.8	0.8	0.8	1.5	1.2	1.3	2	1

木香	枳實	山査	甘草	小茴香
1	1	1	1	2

心腹攻刺痛, 胸脇痛, 膀胱腎氣作痛, 寒疝臍痛															
黃芪	川芎	沈香	蘇葉	大腹皮	羌活	木果	白朮	木香	檳榔	陳皮	升麻	柴胡	人蔘	甘草	當歸身
5	2	1.5	1.5	1.5	1.5	1.5	3	2	1	1.5	1	1	1	1.5	2.5

3. 盲腸炎

金銀花	當歸	地楡	玄蔘	麥門冬	薏苡仁	黃芩	甘草	盲腸炎
5	5	5	5	5	3	2	1	

薏苡仁	金銀花	蒲公英	瓜蔞仁	牧丹皮	小茴香	玄胡索	桃仁	大黃	芒硝	枳實	厚朴	防己	三稜	蓬朮	乳香	艾葉	盲腸炎
5	3	3	2	2	2	2	1	1	1	1	1	1	1	1	1	1	

4. 過敏性 大腸炎

虛寒腹痛, 雷鳴, 泄瀉不止, 大腸虛寒															
蒼朮	厚朴	陳皮	香附子	貢砂仁	草果	山藥	乾薑	麥芽	草豆蔲	赤芍藥	藿香	甘草	五味子	破古紙	烏梅
2	1	1	1	1	1	1	1	1	1	1	1	1	0.8	0.8	0.8

玄之草	艾葉	白芍藥	灸甘草	小白皮	陳皮	麥芽	過敏性 大腸炎
4	4	4	2	2	1	1	

5. 腹中雷鳴

大腸虛寒으로 腹痛, 泄瀉, 痢疾																			
蒼朮	白朮	陳皮	厚朴	蘿葍子	烏賊骨	玄胡索	沒藥	山藥	神麯	麥芽	白荳蔲	肉荳蔲	五加皮	蘇葉	藿香	艾葉	烏梅	元肉	乾薑炒黑	荊芥炒黑	貢砂仁
1.5	1.5	1	1	1	1.5	1.2	1.3	1	1	1	1	1	3	1	1	3	2알	1	1.5	1.5	1

肉桂	小茴香	甘草	燈心
1	2	1	1

腹中雷鳴, 泄瀉															
蒼朮	厚朴	陳皮	香附子	貢砂仁	草果	山査	麥芽	乾薑炒黑	草豆蔲	赤茯苓	藿香	灸甘草	五味子	破古紙	烏梅
2	1	1	1	1	1	1	1	1	1	1	1	0.5	0.8	0.8	3

泄瀉																					
蒼朮	白朮	陳皮	厚朴	蘿葍子	白荳蔲	肉荳蔲	烏賊骨	玄胡索	沒藥	艾葉	烏梅	元肉	乾薑炒黑	荊芥炒黑	山査	貢砂仁	肉桂	香薷	白扁豆	小茴香	甘草
2	1.5	1	1	2	1	1	1.5	1.2	1.3	3	2알	1	1.5	1.5	1.5	1	1	1.5	1	1.5	1

登心	枯白礬	白芍藥	白茯苓
1	1	0.5	1

大腸虛症, 腹痛, 泄瀉, 痢疾, 腹中雷鳴														
半夏	白茯苓	白朮	山査	神麯	麥芽	陳皮	藿香	木香	貢砂仁	黃芩	乾薑	葛根	甘草	厚朴
1.5	1.5	1.5	1	1	1	1	1	0.7	0.7	0.7	0.7	1	0.5	1

6. 便祕

老人性 便祕는 10여 일 이상 투약해야 效를 느낀다.

大便燥硬, 便祕													
麻子仁	大黃	當歸	生地黃	枳殼	厚朴	檳榔	木香	杏仁	瓜蔞仁	羌活	甘草	紅花	蘿葍子	大腹皮
2	1	1	1	1	1	1	1	1	1	0.7	0.7	0.3	1	1

熟地黃	當歸	生地黃	桃仁	麻子仁	杏仁	枳殼	黃芩	厚朴	木香	檳榔	甘草
3	3	1.5	1.5	1.5	1.5	1.5	1.5	1.5	1.5	1.5	1

血虛 加 當歸, 熟地黃
熱者 加 柴胡

便祕												
當歸	麻子仁	生地黃	熟地黃	枳殼	杏仁	桃仁	升麻	甘草	紅花	麻子仁	蘇子	大黃
20	5	5	5	5	3	3	1	1	1.5	1	1	1

7. 腸티푸스, 熱病

惡寒, 頭痛, 高熱

蒼朮	厚朴	陳皮	白朮	日黃連	枳殼	草果	山査	神麯	麥芽	木香	梔子	黃柏	大黃	牧丹皮	蘿葍子	藿香	黃芩	柴胡	枯白礬	烏賊骨
1.5	1	1	1	0.5	1	1	1	1	1	1	1	1	0.5	1	1.2	1.5	1.5	2	1	1.5

玄胡索	沒藥	金銀花	甘草
1.3	1.3	3	1

溫疫

檳榔	柴胡	黃芩	白芍	知母	羌活	葛根	厚朴	大黃	荊芥	甘草	草果
2	1	1	1	1	1	1	1	1	1	0.5	0.5

8. 大腸出血

검붉은 선지피 出血															
蒼朮	升麻	附子	地楡炭	葛根	厚朴	白朮	陳皮	赤茯苓	乾薑	當歸身	神麴	白芍	人蔘	益智仁	甘草
1	1	1	0.8	0.8	0.8	0.8	0.8	0.8	0.8	0.8	0.8	0.8	0.8	0.8	0.8

結陰出血														
地楡	蒼朮	當歸	白芍	赤茯苓	葛根	白朮	陳皮	阿膠	附子	人蔘	乾薑	神麴	益智仁	甘草
3	2	2	2	1	1	1	1	1	0.5	0.5	0.5	0.5	0.5	0.5

大腸潰瘍性 出血																			
秦艽	皂角子	桃仁	蒼朮	防風	黃栢	澤瀉	當歸	檳榔	大黃	旱蓮草	三七根	龍骨	牡蠣	枯白礬	玄蔘	烏賊骨	玄胡索	沒藥	雞內金
2	2	2	1	1	1	0.6	0.6	0.6	0.5	0.5	1.7	0.8	0.8	1	1	1.5	1.2	1.3	1

白朮	陳皮	半夏	厚朴	蘿薑子	枳實	山查	神麴	麥芽	甘草	小茴香	玄之草	艾葉
1.5	1	1	1	2	1	1	1	1	1	2	2	1

9. 痔疾

中氣가 虛弱하여 온다. 痔疾에는 內痔核과 外痔核으로 구별된다.

痔疾																		
秦艽	桃仁	白附子	蒼朮	防風	黃栢	當歸尾	澤瀉	檳榔	大黃	痲子仁	枳實	靑皮	生地黃	苦蔘	山査	神麯	麥芽	甘草
2	2	2	1.4	1.4	1	0.6	0.6	0.5	0.5	0.5	0.5	0.5	1	3	1	1	1	1

痔疾出血				
金銀花	夏枯草	黃芩	甘草	地楡炭 1錢, 槐花炭 1錢
12	5	3	1	

槐花	樗根白皮	荊芥炒黑	側柏葉	五倍子	當歸	大黃	日黃連	桃仁	黃芩	檳榔
2	5	5	5	5	5	3	3	3	5	5

出血 時에 상기 藥을 梧子大하여
70~80丸을 空心溫水하여
食後 1日 3回 服用

10. 脫肛, 腸下垂, 脫陰(子宮脫出)

脫陰, 脫肛, 鼠蹊浮腫																					
沙蔘	白朮	黃芪	當歸身	陳皮	升麻	柴胡	蒼朮	三稜	蓬朮	白茯苓	靑皮	貢砂仁	丁香	檳榔	肉桂	烏賊骨	玄胡索	沒藥	小茴香	川芎	白芷
3	3	3	1	1	1	1	0.8	0.8	0.8	0.8	0.8	0.8	0.8	0.8	0.8	1.5	1.2	1.3	3	1.3	1.3

山查	白芍	細辛	甘草
1	3	0.3	1

黃芪	人蔘	當歸	升麻	甘草	脫肛, 脫陰
7.5	2	2	2	1	

11. 噯氣(트림)

脾胃虛弱하여 神經過敏, 消化不良, 食後 3-4時 後 疼痛, 重壓感													
山查	海扮	香附子	半夏	蘿葍子	川芎	白朮	蒼朮	白茯苓	神麯	陳皮	麥芽	貢砂仁	甘草
1.5	1.5	1.5	1	1	0.8	0.8	0.8	0.8	0.8	0.8	0.5	0.5	0.5

噯氣														
香附子	白朮	白茯苓	半夏	白豆蔲	厚朴	貢砂仁	人蔘	木香	益智仁	陳皮	甘草	枳角	日黃連	藿香
1.5	1	1	1	1	1	1	1	0.5	1	1	1	1	0.5	3

12. 抗生劑 中毒

澤瀉	白朮	赤茯苓	豬苓	肉桂	抗生劑過多 服用 時 脾胃不和, 散劑로 해서 1日 3g씩 3日分
2	1	1	1	0.5	

抗生劑 過用 時 胃虛弱									
蒼朮	白朮	厚朴	陳皮	白芍	白茯苓	豬苓	澤瀉	肉桂	甘草
1	1	1	1	1	1	1	1	1	0.5

13. 鬱火性 消化不良(神經性 消化不良)

憂思로 因하여 心胸痞滯하여 浮腫, 身體疲勞
胸悶, 疼痛 甚하며 누워 있으면 음식물이 가슴에 있는 것 같이 느낀다.
怔忡, 男子量泄, 女子 無月經

胸悶, 음식물이 가슴에 있는 것 같다																	
香附子	陳皮	蒼朮	烏藥	川芎	蘇葉	厚朴	山查	神麯	雞內金	藿香	檳榔	木香	甘草	枳角	白芍	黃芪	桂枝
1.5	1	1	1	1	1	1	1	1	1	0.8	0.8	0.8	0.8	1	3	1.5	1.5

夜甚胸悶												
陳皮	香附子	赤茯苓	枳角	梔子	半夏	前胡	日黃連	神麯	厚朴	靑皮	甘草	蘇子
3	3	2	2	2	1	1	1	1	1	1	1	1

憂思로 因한 心胸痞滯											
當歸	龍眼肉	酸棗仁	遠志	人蔘	黃芪	白朮	白茯苓	木香	柴胡	梔子	香附子
3	3	1	1	1	1	1	1	1	1	1	3

14. 癮疹(두드러기), 옻

식중독에 의한 피부에 발진

荊芥	防風	當歸	生地黃	苦蔘	蒼朮	蟬退	胡麻仁	牛蒡子	知母	石膏	木通	金銀花	梔子	蓬朮	日黃連	黃芩	桔梗	薄荷	白芍藥	白朮	蘇葉
1	1	1	1	1	1	1	1	1	1	1	3	3	1	1	0.8	2.5	1	1.5	1	1	0.5

烏賊骨	玄胡索	沒藥	雞內金	山查	藿香
1.5	1.3	1.3	1	1	0.5

좁쌀 같은 두드러기

桂枝	蘿葍子	茵蔯	白芍	薑黃	川芎	蒼朮	陳皮	枳角	木香	白鮮皮	白芥子	甘草	當歸尾	白芷	威靈仙	防己	紅花	黃栢	南星	羌活	桂皮
2	2	2	1	1	1	2	1	1	1	1	1	1	2.5	1	2	0.8	1	2	1	1	1

熟地黃	山藥	山茱萸	白茯苓	澤瀉	知母	山查	烏賊骨	玄胡索	沒藥	乳香
1	1	1	1	1	0.5	1	1.5	1.2	1.3	2

食道에 옻이 올라 심하게 痒
<참고> 옻에는 머우대를 加한다.

蘇葉	日黃連	黃芩	黃栢	梔子	玄蔘	荊芥	葛根	升麻	白芍	山査	陳皮	金銀花	牛蒡子	犀角	甘草
3	1	1	1	1	1	1	1	1	1	1	1	1	1	1	1

15. 帶狀疱疹

桂枝	蘿藘子	茵蔯	白芍藥	陳皮	枳殼	薑黃	灸甘草	白鮮皮	川芎	蒼朮	木香	紫草	黃灰木	葛根	地骨皮	覆盆子	合歡皮	靑古	蒲公英	海金砂	苦蔘
3	3	2	1.5	1	0.8	0.8	0.8	0.8	0.8	1	0.8	1	1	2	1	1	1	1	1	1.5	1.5

紫草나 황회목을 필히 처방에 가미할 것
海金砂는 통증이 심할 때 가미할 것
물집을 터뜨려주지 말고, 가려우면 현미식초를 患處에다 발라준다.
(가려워도 患處를 건드리지 말 것)

16. 류마티스性 腰痛

전신 류마티스, 關節炎, 腰痛																						
獨活	羌活	白何首	赤芍	白芷	當歸尾	木通	小茴香	烏藥	忍冬	全虫	穿山甲	川芎	防己	南星	蒼朮	紅花	威靈仙	陳皮	厚朴	桔梗	草烏	附子
2	1.5	1	1	2	2	4	1	2	2	1	1	1	1	1	1.5	1	2	1	1	1	1	1

半夏	桂皮	金銀花	黃栢	狗脊	山查	骨碎補	烏賊骨	玄胡索	沒藥
1	0.8	2	1	3	1	2	1.5	1.2	1.3

17. 肛門熱感

肛門熱感																				
桂枝	蘿葍子	茵蔯	白芍	蒼朮	陳皮	灸甘草	枳角	白鮮皮	薑黃	木香	山査	白荳蔲	肉荳蔲	蔓蔘	艾葉	川芎	草果	靑皮	蘇葉	大腹皮
0.5	0.5	1.5	1	2	1	1	1	1	1	1	1	1	1	2	2	1	1	1	1.5	1.5

雞內金	烏賊骨	玄胡索	沒藥	旱蓮草	靑皮	藿香	香薷	白扁豆	川楝子	旱蓮草	益母草	小茴香
1	1.5	1.2	1.3	2	1	5	1.5	1	1	1.5	1	1

18. 痢疾

痢疾			
當歸	牛膝	木果	木通
10	5	3	2

大腸虛寒, 腹痛, 泄瀉, 痢疾											
黃芪	人蔘	麥門冬	厚朴	肉荳蔲	訶子肉	貢砂仁	陳皮	蒼朮	赤茯苓	木香	榆白皮	甘草
3	3	3	2	2	1	1	1	1	1	1	1	1

腹痛, 泄瀉, 食慾不振, 赤白痢, 裏急後重													
蒼朮	連翹	厚朴	山查	白茯苓	訶子肉	乾薑	肉荳蔲	半夏	肉桂	豬苓	澤瀉	白芍	檳榔	甘草
3	3	2	2	2	2	1	1	1	1	1	1	1	0.7	0.7

加
水瀉에 滑石 1錢
久瀉에 升麻 5分
濕瀉에 防風 1錢, 升麻 7分
氣瀉에 白朮, 人蔘, 黃芪 各 1錢

19. 積聚

胃積聚로 因한 消化不良																			
蒼朮	山査	陳皮	半夏	白茯苓	厚朴	枳實	香附子	貢砂仁	木香	乾薑	澤瀉	檳榔	烏藥	甘草	藿香	蘇葉	日黃連	龍葵	向日葵
2	2	1	1	1	1	1	1	1	1	1	1.5	1	1	1	5	1	0.5	1.5	1.5

積聚로 因한 消化不良																					
白朮	陳皮	厚朴	蘿葍子	木香	檳榔	枳實	山査	神麯	麥芽	烏賊骨	玄胡索	沒藥	白芍	香附子	枯白礬	日黃連	甘草	旱蓮草	玄之草	雞內金	藿香
1.5	1	1	3	1	1	1	1	1	1	1.5	1.2	1.5	1	1	0.5	0.5	1	2	2	1	5

三七根	艾葉	蘇葉	白荳蔲	肉荳蔲	乾薑
1	2	1.5	1	1	1

食道癌, 胃癌														
黃芪	蔓蔘	當歸	白芍	旋覆花	代赭石	威靈仙	桂枝	陳皮	生地黃	熟地黃	半夏	龍葵	向日葵	稻草
7.5	5	3.5	2.5	4.5	4.5	4.5	2.5	2.5	2.5	2.5	2.5	1.5	1.5	1.5
봉선화씨를 필히 넣어주세요														

20. 腹部肥滿

腹部肥滿																						
桂枝	蘿藭子	茵蔯	白芍	薑黃	蒼朮	陳皮	枳角	白鮮皮	白芥子	甘草	當歸尾	白芷	威靈仙	黃栢	南星	羌活	桂皮	紅花	山查	烏賊骨	玄胡索	沒藥
2	2	2	1	1	2	1	1	1	2	1	2	1	2	1	1	1	1	1	1	1.5	1.2	1.3

腰痛, 下肢引痛																						
蒼朮	陳皮	厚朴	雞內金	乾薑	草果	玄之草	桂枝	小茴香	狗脊	杜仲	續斷	骨碎補	川芎	白鮮皮	旱蓮草	靑皮	枳角	茵蔯	薑黃	獨活	乳香	甘草
2	1	1	1	1	1	1	2	2	2	2	2	2	1	1	2	1	1	2	1	3	2	1
白芍	金銀花	皂角刺	熟地黃	黃芪	當歸	桂皮	破古紙	牛膝	全虫	穿山甲	草烏	防風	烏賊骨	玄胡索	沒藥							
2	0.8	0.8	1	1	1	1	1	1	1	1	1	1	1.5	1.2	1.3							

21. 上吐下瀉

藿香	蘇葉	白芷	大腹皮	白茯苓	白朮	陳皮	半夏	桔梗	甘草	厚朴	滯에는 山查, 神麯, 檳榔, 貢砂仁, 枳實을 加할 수 있다.
1.5	1	0.5	0.5	0.5	0.5	0.5	0.5	0.5	0.5	0.5	

22. 暑病吐瀉

香薷	白扁豆	厚朴	藿香	蘇葉	陳皮	木香	木果	砂仁	甘草	內傷生冷하여 霍亂吐瀉, 腹痛한다
2	1.5	1.5	1.5	1	1	1	1	1	1	

23. 重金屬 中毒

土茯苓	金銀花	白鮮皮	薏苡仁	樺皮	熟地黃	川芎	當歸	白芍	木通	木果	白頭翁	皂角	胡桐淚	沒藥	沈香	防風
1	1	1	1	1	0.7	0.7	0.7	0.7	0.7	0.7	0.7	0.4	0.7	0.7	0.7	0.7

도토리 가루를 1숟가락씩 복용한다.
1日 3回 服用

24. 低酸症

七情傷에 의한 鬱結									
半夏	赤茯苓	厚朴	陳皮	香附子	木香	貢砂仁	蘇葉	草豆蔻	甘草
2	1.5	1.5	1.5	1	1	1	1	0.5	0.5

25. 腸性腰痛(鼠蹊部)

腸無力性으로 泄瀉나 便祕를 지속적으로 계속하면 腰椎가 무력해져서 腰痛을 유발시킨다.

左右腰痛																					
蒼朮	陳皮	厚朴	甘草	玄胡索	雞內金	草果	乾干炒	玄之草	桂枝	靑皮	小茴香	狗脊	杜沖	續斷	川芎	白鮮皮	茵蔯	小薊根	枳殼	薑黃	牛膝
2	1	1	1	1	1	1	1	1	2	1	2	1	2	2	1	1	2	1	0.5~1	1	2

草烏	旱蓮草	骨碎補	威靈仙
1	2	3	2

大轉子痛, 左右腰痛

蒼朮	陳皮	厚朴	雞內金	乾薑炒黑	草果	玄之草	桂枝	小茴香	狗脊	杜仲	續斷	骨碎補	川芎	白鮮皮	旱蓮草	茵蔯	山査	靑皮	枳殼	薑黃	龍骨	牡蠣
2	1	1	1	1.5	1	1	2	2	3	2	2	2	1	1	2	2	1	1	1	1	0.8	0.8

烏賊骨	玄胡索	沒藥	艾葉	草烏	甘草	登心	烏梅	元肉
1.5	1.2	1.3	3	1	1	1	2알	1

泄瀉를 계속하며 腰痛, 下肢引痛(泄瀉를 1日 3~4回 함)

蒼朮	陳皮	厚朴	藿香	獨活	金銀花	皂角刺	防風	白芍	熟地黃	黃芪	當歸	川芎	桂皮	破古紙	杜仲	狗脊	續斷	牛膝	小茴香	烏賊骨	玄胡索
2	1	1	1	3	0.8	0.5	0.5	3	1	1.8	1.8	1.8	1.5	1	2	2	2	2	1	1.5	1.2

沒藥	乳香	甘草	艾葉	登心	烏梅	元肉
1.3	2	1	2	1	2알	1

26. 骨折痛

接骨木[1]	骨膽草	骨碎補	海桐皮	續斷	五加皮	鹿角膠	當歸	川芎	桃仁	熟地黃	蘇木	白朮	白茯苓	黃芪	白芍	赤芍藥	枸杞子	黃精	桑椹子	天門冬	麥門冬
5	2	3	3	3	3	3	2	2	2	2	2	2	2	2	2	2	2	2	1	2	2

木香	陳皮	烏藥	香附子	甘草	
1	1	1	1	1	腰痛 加 九麥,　補骨脂 1錢 手痛 加 羌活, 桂枝 1錢 足痛 加 牛膝, 獨活 1錢 痛甚者 加 마가목 2錢

---

1) 接骨木은 딱총나무임.

3장
胃疾患의 治法, 症狀, 處方 및 주의점

[증상]

急性은 胃가 쓰리고 아프다.

慢性은 胃가 쓰리거나 아픈 증상을 못 느낀다.

어깨 통증이 심하다.

머리가 띵하거나 目이 침침하며 통증이 온다.

手足이 무겁고 저리다.

十二指腸潰瘍를 수반하는 수도 있다.

處方																							
加味平胃散																							
白朮	陳皮	厚朴	蘿葍子	木香	檳榔	枳實	山査肉	神麴	麥芽	烏賊骨	玄胡索	沒藥	旱蓮草	白豆蔲	肉豆蔲	艾葉	蘇葉	藿香	白芍藥	小茴香	枯白礬	三七根	甘草根
2	1	1	1	1	1	1	1	1	1	1	1	1	1.5	1	1	3	1.5	3	1	2	1	1	1

[주의점]

죽, 간장, 참기름, 들기름, 더운 물을 먹고 그 외에 음식은 절대 금한다.

약 복용 시 신경과 위벽이 살아나서 좀 더 아플 수 있다.

1. 食滯

蒼朮	山査	陳皮	半夏	白茯苓	香附子	貢砂仁	木香	乾薑	澤瀉	檳榔	枳實	烏藥	甘草	藿香	蘇葉	厚朴	日黃連	龍葵	向日葵	稻草
2	2	1	1	1	1	1	1	1	1	1	1	1	1	5	1.5	1	0.5	1.5	1.5	1.5

※ 각 음식에 체할 때의 가감법
오리고기 - 찹쌀물
狗肉 - 杏仁 3錢, 小茴香 3錢
牛肉 - 마늘대 2개, 배 3개
豬肉 - 토마토 줄기, 새우젓, 해바라기
鷄肉 - 小葉梗 5錢, 지네
生鮮 - 陳皮 3錢
酒滯 - 對金飮子 (加 葛花, 良薑, 五利木)
柿滯 - 가지

2. 食道狹窄, 食道潰瘍, 逆流性食道炎

食道狹窄, 食道潰瘍, 逆流性 食道炎																					
枳殼	桔梗	白朮	白芍	白茯苓	柴胡	當歸	薄荷	陳皮	厚朴	蘿葍子	木香	檳榔	枳實	山査	藿香	神麴	甘草	蘇葉	白豆蔻	肉荳蔻	艾葉
1.5	1.5	1.5	1	1	1	1	3	1	1	3	1	1	1	1	5	1	1	1.5	1	1	2

香附子	烏賊骨	玄胡索	沒藥	半夏	日黃連
2	1.5	1.2	1.3	0.8	0.3

食道潰瘍，逆流性 食道炎																			
白朮	陳皮	厚朴	蘿葍子	木香	檳榔	枳實	山查	神麴	麥芽	烏賊骨	玄胡索	沒藥	雞內金	日黃連	白豆蔻	肉荳蔻	艾葉	蘇葉	藿香	旱蓮草	白芍
2	1	1	3	1	1	1	1	1	1	1.5	1.2	1.3	1	0.5	1	1	3	1.5	5	1.5	1

小茴香	甘草	枯白礬	三七根
1	1	0.5	1

食道潰瘍											
白茯神	當歸	酸棗仁	蔓蔘	白朮	白芍	生地黃	麥門冬	日黃連	竹茹・	三七根	山查
3	2	2	2	2	1	1	1	0.5	1	1	1

3. 胃痛(胃潰瘍, 十二指腸潰瘍, 胃酸過多)

胃痙攣, 霍亂							
白朮	梔子	木香	遠志	石菖蒲	梔子	附子	甘草
5	3	2	1	1	1	1	1

吐瀉, 霍亂, 胃痙攣											
木果	藿香	陳皮	厚朴	山查	神麴	蘇葉	吳茱萸	豬苓	澤瀉	小茴香	木香
5	4	4	1	1	1	1	1	1	1	1	1

吐瀉, 霍亂									
藿香	陳皮	木果	山查	神麴	枳實	檳榔	蘇葉	吳茱萸	甘草
5	5	5	1	1	1	1	1	1	1

渴症 – 天花粉
吐症 – 白豆蔻
泄瀉 – 車前子, 澤瀉
頭痛 – 川芎, 白芷

胃痛, 十二指腸潰瘍, 胃潰瘍																				
白朮	陳皮	厚朴	蘿葍子	木香	檳榔	枳實	山査	神麴	麥芽	烏賊骨	玄胡索	沒藥	雞內金	日黃連	白豆蔻	肉荳蔲	艾葉	蘇葉	藿香	旱蓮草
2	1	1	3	1	1	1	1	1	1	1.5	1.2	1.3	1	0.5	1	1	3	1.5	5	1.5

白芍	小茴香	甘草	枯白礬	三七根
1	2	1	1	1

胃酸過多 甚者																			
白朮	陳皮	半夏	香附子	赤茯苓	山査	蒼朮	川芎	厚朴	乾薑	木香	貢砂仁	日黃連	枳實	梔子	甘草	烏賊骨	玄胡索	沒藥	枯白礬
1.5	1	1	1	1	1	0.7	0.7	0.7	0.7	0.5	0.5	0.5	0.5	0.5	1	1.5	1.2	1.3	0.5

4. 橫隔膜痙攣

白芷	甘草	탕해서 복용한다. 柿蒂를 20개 湯해서 服用한다.
10	2	

陳皮	半夏	白朮	白茯苓	丁香	柿蒂	日黃連	神麯	香附子	竹茹	甘草	白芷	藥物에 의한 橫隔膜痙攣
1	1	1	1	0.5	1.5	1	1	1	1	1	5	

桔梗	陳皮	枇杷葉	檳榔	白茯苓	桂枝	蘇葉	破古紙	百部根	橫隔膜痙攣
2	2	1	1	1	1	1	1	1	

5. 胃下垂

白朮	陳皮	厚朴	蘿葍子	艾葉	白豆蔲	肉荳蔲	山査	烏賊骨	玄之草	沒藥	靈神草	貢砂仁	日黃連	藿香	蘇葉	升麻	黃連	白茯神	元肉	草果	甘草
1.5	1	1	3	3	1	1	1	1.5	1.2	1.3	1	1	0.5	5	1.5	0.5	1	1.5	1	1	1

泄瀉者는 加 登心 1錢, 烏梅 2알. 飮食은 소식한다

胃下垂															
黃連	人蔘	白朮	升麻	當歸	陳皮	半夏	白茯苓	山藥	蓮子肉	貢砂仁	白豆蔲	草豆蔲	甘草	木香	黃芩	柴胡
3	3	2	2	2	2	2	1	1	0.8	1	1	1	1	1	1	0.5

6. 嘔吐

嘔吐不止								
半夏	赤茯苓	陳皮	蒼朮	厚朴	藿香	貢砂仁	乾薑	甘草
2	1	1	1	1	0.8	0.5	0.5	0.5

吐血, 便血, 諸失血症												
熟地黃	白芍藥	當歸	川芎	生地黃	枸杞子	地骨皮	麥門冬	黃芪	柴胡	黃芩	日黃連	甘草
3	3	3	3	3	1	1	1	1	0.5	0.5	0.5	0.5

暑病吐瀉, 內傷生冷, 霍亂, 吐瀉, 腹痛									
香薷	白扁豆	厚朴	藿香	蘇葉	陳皮	木香	草菓	貢砂仁	甘草
2	1.5	1.5	1.5	1	1	1	1	1	1

7. 飲食無味

不思飲食																	
白朮	白茯苓	白芍藥	山查	香附子	當歸	枳實	元肉	白豆寇	半夏	日黃連	陳皮	甘草	沙蔘	木香	藿香	蘇葉	白茯神	貢砂仁
3	1	1	1	1	1	1	1	1	1	0.5	1	1	1	1	3	1.5	2	1

病後 食慾不振												
白朮	當歸	山查	香附子	人蔘	陳皮	神麴	麥芽	厚朴	枳實	木香	元肉	甘草
2.5	2	2	2	1	1	1	1	1	1	1	0.8	0.5

注夏病												
白芍藥	黃芪	當歸	白茯苓	熟地黃	麥門冬	陳皮	竹茹	黃栢	人蔘	香薷	白扁豆	甘草
3	3	2	2	2	1	1	1	1	1	1	1	1

8. 梅核氣

咽喉部位에 浮腫, 精神的 충격에 의함																					
半夏	赤茯苓	厚朴	蘇葉	陳皮	神麴	枳實	南星	靑皮	檳榔	貢砂仁	白荳蔻	益智仁	乾薑	半夏	桔梗	赤茯苓	厚朴	白朮	藿香	當歸身	甘草
3	1.5	1.5	1.5	1	1	1	1	0.7	0.7	0.7	0.7	0.7	0.3	2	1.6	1.6	1.5	1	1	1	0.5

白芍藥	酸棗仁	蘇葉	石菖蒲	遠志	木香
1	1	1	1	0.5	0.5

精神過多, 靜脈血囊腫, 咽喉部 浮腫																					
桂枝	蘿葍子	茵蔯	白芍	蒼朮	陳皮	灸甘草	枳殼	白鮮皮	薑黃	木香	川芎	山査	白荳蔻	肉荳蔻	蔓蔘	艾葉	蘇葉	靑皮	大腹皮	前胡	草果
2.5	2.5	1.5	1	2	1	1	1	1	1	1	1	1	1	1	2	2	1	1	0.5	1	1

白薇	雞內金	夏枯草	款冬花	烏賊骨	玄胡索	沒藥	旱蓮草	菁蒿
1	1	1.5	1	1.5	1.2	1.3	2	1

神經多로 오는 梅核氣																					
桂枝	蘿藟子	茵蔯	白芍	蒼朮	陳皮	甘草	枳殼	白鮮皮	薑黃	木香	川芎	山査	白豆蔻	肉荳蔻	蔓蔘	艾葉	草果	靑皮	蘇葉	大腹皮	雞內金
2.5	2.5	1.5	1	2	1	1	1	1	1	1	1	1	1	1	2	2	1	1	1.5	0.5	1

沒藥	旱蓮草	靑古	前胡	白薇	款冬花	夏枯草	烏賊骨	玄胡索
1.3	2	1	1	1	1	2.5	1.5	1.2

咽喉浮腫, 神經多, 面熱, 面赤, 目赤, 靜脈血囊腫													
半夏	赤茯苓	厚朴	蘇葉	陳皮	神麯	枳實	南星	靑皮	檳榔	貢砂仁	白豆蔻	益智仁	乾薑
3	1.5	1.5	1.5	1	1	1	1	0.7	0.7	0.7	0.7	0.7	0.3

9. 暑滯

內傷生冷，霍亂，吐瀉腹痛									
香薷	白扁豆	厚朴	藿香	蘇葉	陳皮	木果	貢砂仁	甘草	木香
2	1.5	1.5	1.5	1	1	1	1	1	1

嘔吐，腹痛											
香薷	香附子	蘇葉	陳皮	藿香	厚朴	白豆蔻	羌活	獨活	荊芥	防風	甘草
3	3	1.5	1.5	1.5	1	1	1	1	1	1	1

暑病																	
香薷	白扁豆	草果	滑石	澤瀉	枳殼	木通	厚朴	陳皮	赤茯苓	車前子	豬苓	貢砂仁	白尤	小茴香	木香	日黃連	甘草
2	2	1	1	1	1	1	1	1	1	1	1	1	1	1	0.5	0.5	0.5

10. 口臭

口臭														
梔子	熟地黃	麥門冬	黃芩	枇杷葉	茵蔯	枳殼	石斛	犀角	烏賊骨	玄胡索	沒藥	山藥	藿香	甘草
3	1.5	1.5	1.5	1.5	1.5	1	1	1	1.5	1.2	1.3	1	2	1
泄瀉時 加 登心 1錢, 元肉 1錢, 烏梅 2알														

11. 胃癌

胃癌										酒水相半煎, 胃癌에 效 乳癌에는 土貝母 5錢을 加한다
熟地黃	白芥子	鹿角膠	乾薑	麻黃	肉桂	甘草	龍葵	向日葵	稻草	
10	2	5	0.5	0.5	1	1	1.5	1.5	1.5	

胃癌																			
白朮	陳皮	厚朴	蘿葍子	木香	檳榔	枳實	山査	神麯	麥芽	烏賊骨	玄胡索	沒藥	烏藥	蘇葉	藿香	生麥芽	甘草	玄之草	五利木
1.5	1	1	3	1	1	1	1	1	1	1.5	1.2	1.3	2.5	1	1	1	1	1	1

12. 禁酒

禁酒																			
烏藥	白尤	白茯苓	白芍藥	山查	香附子	當歸	枳實	元肉	白豆蔻	半夏	日黃連	陳皮	灸甘草	沙蔘	藿香	蘇葉	白茯神	貢砂仁	葛花
3.5	2	1	1	1	1	1	1	1	1	1	0.5	1	1	1	3	1.5	2	1	2

禁酒									
葛根	良薑	山查	香附子	枳實	白尤	木果	苦蔘	陳皮	蓬尤
3	2	2	2	2	1	1	1	0.7	0.5

13. 胃重壓感

胃重壓感																					
白尤	陳皮	半夏	厚朴	蘿葍子	木香	檳榔	枳實	山查	烏賊骨	玄胡索	沒藥	白芍	藿香	蘇葉	枯白礬	玄蔘	甘草	日黃連	玄之草	雞內金	旱蓮草
1.5	1	1	1	2	1	1	1	1	1.5	1.2	1.3	1	05	1.5	1	1	1	0.5	1	1	2

白豆蔻	肉荳蔻	艾葉	三七根	小茴香
1	1	2	1	2

14. 上吐

人蔘	白朮	白茯苓	神麴	藿香	陳皮	貢砂仁	甘草	胃가 虛한 자는 倍 人蔘 (人蔘 5錢~7錢), 白豆寇 1錢
1	1	1	1	0.5	0.5	0.5	0.3	

15. 口舌生瘡, 口脣乾裂

舌燥, 舌裂									
日黃連	梔子	生地黃	麥門冬	當歸	白芍	犀角	連翹	天花粉	甘草
2	1.5	1.5	1.5	1	1	1	1	1	1

舌下腺炎, 重舌, 舌瘡																						
地楡	澤瀉	黃芪	桃仁	紅花	蘇木	白朮	當歸	川芎	白芍	熟地黃	白茯苓	肉桂	沙蔘	蘿蔔子	桂枝	茵蔯	蒼朮	陳皮	枳殼	白鮮皮	薑黃	木香
3	1	2	1	1	1	1.2	2	1.5	1	2	1	1	1	2.5	2.5	1.5	1	1	1	1	1	1

白茯神	元肉	山查	神麴	麥芽
2	1	1	1	1

16. 食後頭面汗出

白芍	黃芪	當歸	川芎	熟地黃	桂枝	烏梅	甘草	浮小麥	胃熱에 의한 頭面汗
3	3	2	2	1	1	1	1	0.5	

17. 諸失血症(吐血, 便血 通用)

吐血, 便血 通用, 諸失血												
熟地黃	白芍	當歸	川芎	生地黃	枸杞子	地骨皮	麥門冬	黃芪	柴胡	黃芩	日黃連	甘草
3	3	3	3	3	1	1	1	1	0.5	0.5	0.5	0.5

18. 胃熱

白朮	陳皮	厚朴	蘿葍子	木香	檳榔	枳實	山査	烏賊骨	玄胡索	沒藥	雞內金	日黃連	白豆蔻	肉荳蔻	蘇葉	藿香	旱蓮草	白芍	玄之草	甘草
2	1	1	2	1	1	1	1	1.5	1.2	1.3	1	0.5	1	1	1.5	5	1.5	1	1	1

枯白礬	三七根	梔子	黃芩	자극성 음식을 먹고 胃熱이 왔으므로 맵고 짠 음식은 절대 禁. 찬 음식 禁
0.5	1	1	1	

19. 膵臟炎

急性 膵臟炎															
蘇葉	黃芪	人蔘	當歸	川芎	桂皮	厚朴	白芷	防風	烏藥	檳榔	白芍	枳殼	木香	桔梗	甘草
1	1	1	0.7	0.7	0.7	0.7	0.7	0.7	0.7	0.7	0.7	0.7	0.7	0.7	0.7
人蔘 대신 沙蔘도 加함															

慢性 膵臟炎, 上中下 腹痛, 胃潰瘍														
金銀花	小茴香	蒼朮	甘草	三稜	蓬朮	白茯苓	青皮	貢砂仁	丁香	檳榔	玄胡索	肉桂	乾薑	蔥白
5	3	2	1	1	1	1	1	1	0.8	0.8	0.8	0.5	0.5	2개

4장
心臟疾患의 治法, 症狀, 處方 및 주의점

[증상]

口眼喎斜, 偏身疼痛, 中風疾患, 目眩 등의 증상이 있을 수 있다.

不安, 怔忡, 不眠 등의 증상을 수반할 수 있다.

處方									
烏藥順氣散									
烏藥	陳皮	麻黃	川芎	白芷	枳殼	白殭蠶	桔梗	葛根	甘草
1.5	1.5	1.5	1	1	1	1	1	0.5	0.3

[주의점]

심장질환은 고지혈, 중풍성질환 등을 치료

1. 高血壓

高血壓(4~5개월 이상 연결해서 쓰세요)																					
陳皮	半夏	白茯苓	枳實	白朮	川芎	黃芩	白芷	羌活	蔓蔘	南星	細辛	甘草	荊芥	乾薑	山査	神麵	麥芽	梔子	釣鉤藤	小薊根	桂枝
2	2	2	1.4	1.4	1	1	1	1	1	1	0.5	1	1	1	1	1	1	1	1	1	2
蘿葍子	茵蔯	白芍	枳殼	白鮮皮	薑黃	木香	藿香	蘇葉	白茯神												
2	1.5	1	1	1	1	1	1	1.5	1.5												

高血壓(4~5개월 이상 연결해서 쓰세요)																					
蒼朮	陳皮	厚朴	灸甘草	玄胡索	雞內金	草果	玄之草	桂枝	蘿葍子	茵蔯	小茴香	川芎	白鮮皮	旱蓮草	木香	青皮	枳殼	薑黃	白芍	前胡	白薇
2	1	1	1	1	1	1	1	2	1	1	2	1	1	2	1	0.8	0.8	0.8	1	1	1
款冬花	酸棗仁	白茯神	麥門冬	蔓蔘	山査	神麵	麥芽	當歸	元肉	復分子	稀簽	小茴香	乾薑								
1	1	2	1	2	1	1	1	1	1	1	1	1	1								

桂枝	蘿葍子	茵蔯	白芍	川芎	蒼朮	陳皮	甘草	枳殼	白鮮皮	薑黃	木香	白芥子	烏藥	白芷	白殭蠶	桔梗	葛根	山査	神麯	麥芽	木通
2.5	2.5	2	1.5	1	1.5	1	1	0.8	0.8	0.8	0.8	0.8	2.5	1	1	1	1	1	1	1	3

小便 배출이 虛弱하여 高血壓

白豆蔲	肉荳蔲	瞿麥	萹蓄	大黃	梔子	車前子
1	1	1.5	1.5	0.8	0.8	0.8

슬관절에 痛症이 있으면서 高血壓

海桐皮	獨活	白芍	當歸	牛膝	羌活	秦艽	細辛	肉桂	川芎	白茯苓	熟地黃	木果	防風	乳香	烏賊骨	玄胡索	沒藥	白芷	山査	神麯	麥芽	續斷	杜仲
3	2	2	1.5	3.8	1.5	1.5	0.5	1	1	1	1	1	1	2	1.5	1.2	1.3	1	1	1	1	2	2

2. 心臟性 喘息

心臟性 喘息. 肝機能이 弱해서 喘息																						
桂枝	蘿葍子	茵蔯	白芍	陳皮	枳殼	薑黃	炙甘草	白鮮皮	川芎	蒼朮	白芥子	木香	日黃連	吳茱萸	合歡皮	白芨	百部根	貝母	旱蓮草	南星	卷柏	白薇
2	2	2	1.5	1	0.8	0.8	0.8	0.8	1	1	0.3	0.8	0.5	0.5	2	1	1	0.8	1	0.5	0.5	1

心臟性 浮腫																	
蘇葉	甘草	半夏	枳殼	木香	赤茯苓	檳榔	蓬朮	麥門冬	桔梗	桂皮	香附子	藿香	澤瀉	車前子	豬苓	杏仁	五味子
1.2	0.7	1.5	1.5	1.5	1.5	1.5	1.5	1.5	1.5	1.5	1.5	1.5	1	1	1	1	1

老人性 心臟喘息									
黃芪蜜炙	人蔘	白朮	白芍	甘草	麥門冬	貢砂仁	五味子	當歸身	陳皮
2	1.5	1.5	1	1	1	1	1.5	1.5	1.5

3. 不眠症

不眠症, 洋藥 수면제 복용자

元肉	白茯神	熟地黃	當歸	酸棗仁	麥門冬	半夏	陳皮	白茯苓	枳實	竹茹	遠志	柏子仁	五味子	甘草	合歡皮	白蒺藜	甘松香	烏藥	川芎	白芷	枳殼
3	3	2	2	2	1	1	1	1	1	1	0.7	0.7	0.5	0.5	3	1	0.5	2	1	1	1

白殭蠶	桔梗	葛根	菟絲子	覆盆子	登心	烏梅
1	1	1	1	1	0.3	2알

不眠症

桂枝	蘿葍子	茵蔯	白芍	蒼朮	陳皮	甘草	枳殼	白鮮皮	薑黃	木香	山査	神麯	麥芽	白豆蔲	肉荳蔲	蔓蔘	艾葉	川芎	草果	靑皮	藿香	白茯苓
2.5	2.5	1.5	1	2	1	1	1	1	1	1	1	1	1	1	1	2	3	1	1	1~1.5	5	3

蘇葉	大腹皮	雞內金	烏賊骨	玄胡索	沒藥	旱蓮草	靑古	元肉	白茯神	酸棗仁	熟地黃	當歸身	麥門冬	半夏	枳實	竹茹	遠志	柏子仁	五味子
1.5	0.5	1	1.5	1.2	1.3	2	1	3	2	2	1.5	1.5	1.5	1	1	1	1	1	1

4. 狂病

驚悸하고 勞心則 怔忡, 跳動하고 心煩不眠하고 頭目眩暈한다. 喜笑喜悲하고 狂病者에 쓴다.																	
白茯神	當歸	元肉	酸棗仁	遠志	沙蔘	黃芪	白朮	生地黃	半夏	陳皮	梔子	麥門冬	竹茹	日黃連	木香	甘草	合歡皮	白芍
3	2	2	2	1	1	1	1	1	1	1	1	1	0.5	0.5	0.5	0.5	3	1

氣血虛者																	
半夏	白茯苓	陳皮	枳實	當歸	酸棗仁	遠志	石菖蒲	日黃連	竹茹	黃芪	人蔘	元肉	白朮	白茯神	木香	甘草	合歡皮
2	2	2	2	2	1	1	1	1	1	1	1	1	1	1	0.5	1	3

5. 鬱症, 恐慌障碍

<table>
<tr><td colspan="19">狂病者에 效, 躁鬱症 效
驚悸하고 勞心 則 不眠하며 頭目이 眩暈하고
喜笑喜悲하는 데 效</td></tr>
<tr><td>合歡皮</td><td>白茯神</td><td>當歸</td><td>元肉</td><td>酸棗仁</td><td>遠志</td><td>沙蔘</td><td>白朮</td><td>白芍</td><td>生地黃</td><td>半夏</td><td>陳皮</td><td>柏子仁</td><td>麥門冬</td><td>黃芪</td><td>竹茹</td><td>日黃連</td><td>木香</td><td>甘草</td></tr>
<tr><td>3</td><td>3</td><td>2</td><td>2</td><td>2</td><td>1</td><td>1</td><td>1</td><td>1</td><td>1</td><td>1</td><td>1</td><td>1</td><td>1</td><td>1</td><td>0.5</td><td>0.5</td><td>0.5</td><td>0.5</td></tr>
</table>

<table>
<tr><td colspan="22">憂鬱症</td></tr>
<tr><td>蒼朮</td><td>陳皮</td><td>厚朴</td><td>灸甘草</td><td>玄胡索</td><td>雞內金</td><td>草果</td><td>乾薑</td><td>玄之草</td><td>桂枝</td><td>小茴香</td><td>川芎</td><td>白鮮皮</td><td>旱蓮草</td><td>茵蔯</td><td>木香</td><td>靑皮</td><td>枳殼</td><td>薑黃</td><td>元肉</td><td>白茯神</td><td>麥門冬</td></tr>
<tr><td>2</td><td>1</td><td>1</td><td>1</td><td>1</td><td>1</td><td>1</td><td>1</td><td>1</td><td>2</td><td>2</td><td>1</td><td>1</td><td>2</td><td>2</td><td>1</td><td>1</td><td>1</td><td>1</td><td>2</td><td>3</td><td>1</td></tr>
<tr><td>半夏</td><td>白茯苓</td><td>枳實</td><td>竹茹</td><td>遠志</td><td>五味子</td><td>合歡皮</td><td>白蒺藜</td><td>山査</td><td>白芍</td><td>蘿葍子</td><td>酸棗仁</td><td>熟地黃</td><td>當歸身</td><td></td><td></td><td></td><td></td><td></td><td></td><td></td><td></td></tr>
<tr><td>1</td><td>1</td><td>1</td><td>1</td><td>1</td><td>1</td><td>3</td><td>1</td><td>1</td><td>1</td><td>2</td><td>1.5</td><td>1.5</td><td>1.5</td><td></td><td></td><td></td><td></td><td></td><td></td><td></td><td></td></tr>
</table>

6. 眩暈

中風性 眩暈，網膜炎																					
烏藥	陳皮	川芎	白芷	枳殼	白殭蠶	桔梗	葛根	蘇葉	半夏	藿香	白茯苓	枳實	白朮	黃芩	羌活	沙蔘	南星	防風	細辛	梔子	甘草
2.5	2	1	1	1	1	1	1	1.5	2	1	1	1	1.5	1	1	1	1	1	0.5	1	1

釣鉤藤	乾薑炒黑	刑芥炒黑	山査
1.2	2	2	1

熟地黃	當歸	川芎	白芍藥	白朮	半夏	陳皮	赤茯苓	荊芥	天麻	附子	防風	甘草	血虛頭痛，血虛眩暈
2	2	2	2	2	1.5	1.5	1.5	1	1	1	1	1	

7. 貧血(諸失血症)

大病後，産後，氣血大虛，老人性 氣血														
白茯神	釣鉤藤	白朮	白茯苓	當歸	川芎	藿香	白芍	熟地黃	黃芪	肉桂	防風	甘草	山査	艾葉
3	3	2	2	2	2	3	2	1	1	1	1	1	1	2

諸失血, 吐血, 便血												
熟地黃	白芍	當歸	川芎	生地黃	枸杞子	地骨皮	麥門冬	黃芪	柴胡	黃芩	日黃連	甘草
3	3	3	3	3	1	1	1	1	0.5	0.5	0.5	0.5

8. 怔忡

怔忡, 勞心過度, 夜不安臥												
白茯神	熟地黃	當歸	川芎	白芍	元肉	酸棗仁	白朮	白茯苓	麥門冬	梔子	乾地黃	人蔘	甘草
3	3	2	2	2	1.5	1.5	1.5	1	1	1	1	1	1

怔忡, 疲勞																
半夏	陳皮	白茯苓	枳實	當歸	白芍	生地黃	熟地黃	人蔘	白朮	白茯神	酸棗仁	日黃連	梔子	麥門冬	竹茹	龍骨	牡蠣粉	甘草
1	2	2	2	0.7	0.7	0.7	0.7	0.7	0.7	0.7	0.7	0.7	0.7	0.7	0.7	0.7	0.7	1

9. 驚悸

心膽虛怯, 觸事膽易驚												
香附子	陳皮	半夏	枳殼	竹茹	人蔘	白茯苓	柴胡	麥門冬	桔梗	甘草	貢砂仁	酸棗仁
3	2	1	1	1	0.7	0.7	0.7	0.7	0.7	0.5	0.7	1

心膽虛怯으로 사람을 믿지 못함													
白茯神	當歸	半夏	陳皮	白茯苓	白朮	遠志	石菖蒲	白芍	香附子	川芎	日黃連	人蔘	甘草
3	3	1.5	1.5	1.5	1	1	1	1	1	0.5	0.5	0.5	0.5

心膽虛怯不眠, 少食, 神經質													
當歸	白朮	白茯神	半夏	陳皮	南星	龍眼肉	酸棗仁	遠志	石菖蒲	白附子	日黃連	甘草	石斛
3	3	3	1.5	1.5	1.5	1	1	1	1	0.5	0.5	0.5	1

10. 류마티스性 關節炎

關節炎性 腰痛

獨活	羌活	白何首	赤芍	白芷	當歸尾	木通	小茴香	烏藥	忍冬	川芎	黃栢	南星	蒼朮	紅花	威靈仙	陳皮	厚朴	桔梗	半夏	桂皮	金銀花
2	1.5	1	1	1	2	3	1	2	2	1	1	1	1.5	1	2	1	1	1	1	0.8	2

骨碎補	烏賊骨	玄胡索	沒藥	蜈蚣	附子	草烏	全虫	穿山甲	甘草	狗脊	山查
2	1.5	1.2	1.3	1	1	1	1	1	1	3	1

手足關節浮腫

五加皮	薑黃	當歸	烏藥	陳皮	香附子	海桐皮	白朮	赤芍	羌活	桂枝	附子	甘草	白何首烏	白芷	木通	金銀花	枳殼	小茴香	忍冬	全虫	穿山甲
3	3	1.5	1.5	1.5	1.5	1	1	1	1.5	1	1	1	1	1	2	1	1	1.5	2	0.8	0.8

川芎	白乾蠶	桔梗	葛根	山查	藿香	烏賊骨	玄胡索	沒藥	菟絲子	覆盆子	蜈蚣	馬黃	獨活
1	1	1	1	1	3	1.5	1.2	1.3	1	1	1마리	0.5	2

燥熱, 發赤, 疼痛, 足踝痛																		
熟地黃	金銀花	乾地黃	山藥	山茱萸	當歸	山查	蘿藚子	玄胡索	桃仁	白茯苓	牧丹皮	澤瀉	玄蔘	川芎	枳實	車前子	皁角子	穿山甲
3	3	1	1	1	1	1	1	1	1	1	1	1	1	1	1	1	1	1

11. 痛風

左足大趾內側 附近 痛甚														
澤蘭	熟地黃	山藥	山茱萸	當歸	川芎	白芍	白茯苓	牧丹皮	澤瀉	白芷	黃芩	貢砂仁	玄胡索	甘草
5	2	2	2	1.5	1.5	1.5	1.5	1.5	1	1	1	1	1	1

痛風甚者																					
白何首	白芍	白芷	當歸尾	木通	枳殼	小茴香	忍冬	羌活	獨活	全虫	穿山甲	金銀花	川芎	威靈仙	黃栢	南星	蒼朮	烏藥	桂皮	紅花	木果
1	1	1	2.5	2	1	2	1.5	1.5	3	1	1	3	1	2	0.8	1.5	1.5	2	0.8	0.8	1
薑黃	海桐皮	白朮	香附子	山查	烏賊骨	玄胡索	沒藥	皁角刺	五加皮	薏以仁											
1	1.5	1	1	1	1.5	1.2	1.3	1	3	2											

12. 舌長症

혀가 자신도 모르게 좌우로 움직이며 길게 나온다.																								
海桐皮	茵蔯	桂枝	蘿葍子	白芍藥	羌活	獨活	木果	烏藥	陳皮	麻黃	當歸	白芷	枳殼	白殭蠶	桔梗	葛根	藿香	蘇葉	沙蔘	薏以仁	威靈仙	續斷	五加皮	山藥
2	3	1	2	1	1	1	1	2	1	3	1	1	1	1	1	1.5	0.5	0.5	0.8	0.8	0.8	0.8	3	1

13. 中風

右側 半身痛																						
五加皮	烏藥	陳皮	川芎	白芷	枳殼	白殭蠶	桔梗	葛根	桂枝	蘿葍子	茵蔯	白芍	蒼朮	白鮮皮	薑黃	木香	地龍	檳榔	白茯神	元肉	木果	甘草
3	2	1	1	1	1	1	1	1	2.5	2.5	1.5	1	1	1	1	1	0.8	1	2	1	1	1

栀子	竹茹	麥門冬	山查	糖尿에 加 菟絲子 1錢, 覆盆子 1錢
0.5	0.5	0.8	1	

中風 脾虛不語											
黃芪	羚羊角	桂枝	天麻	防己	山查	附子	羌活	柴胡	栀子	甘草	竹茹
5	1.5	1.5	1	1	1	1	1	0.5	0.5	0.5	0.5

手足麻痺, 氣虛, 自汗															
黃芪	白朮	當歸	陳皮	人蔘	白茯苓	烏藥	木果	香附子	靑皮	桂枝	附子	甘草	升麻	柴胡	黃芩
5	2	2	2	2	2	1	1	1	1	1	1	1	0.5	0.5	0.5

14. 上肢下肢 伏兎部位 麻痺感(足麻痺感, 手麻感)

上肢下肢腹鬼部 腦血栓 左右手足麻痺																
熟地黃	當歸	黃芪	酸棗仁	白芍	肉蓯蓉	巴戟	枸杞子	菟絲子	狗脊	川芎	秦艽	石菖蒲	遠志	全蝎	羌活	鹿茸
3	2	2	1.5	1.5	1	1	1	1	1	0.5	0.5	0.5	0.5	0.7	0.7	1

右側 手足不遂																	
白朮	白茯苓	當歸	陳皮	赤芍	半夏	蒼朮	烏藥	枳殼	羌活	日黃連	黃芩	人蔘	川芎	桔梗	防風	白芷	甘草
2	1.5	1.5	1.5	1.5	1	1	1	1	1	0.7	0.7	0.7	0.7	0.7	0.7	0.7	0.7

左側 手足不遂																		
白芍	當歸	川芎	白茯苓	白朮	南星	半夏	天麻	生地黃	陳皮	牛膝	黃芩	酸棗仁	羌活	防風	桂枝	紅花	葛根	甘草
2	1.5	1.5	1.5	1.5	1	1	1	1	1	1	1	1	0.7	0.7	0.7	0.5	0.5	0.5

15. 口眼喎斜

左側 口眼喎斜																	
當歸	川芎	白朮	白芍	白茯苓	陳皮	半夏	枳殼	桔梗	白芷	白殭蠶	天麻	防風	白附子	全虫	烏藥	細辛	甘草
2	2	2	2	1	1	1	1	1	1	1	1	1	1	1	1	1	1

左側 口眼喎斜						
石菖蒲	羌活	防風	甘草	白朮	白茯苓	丁公藤
5	5	5	5	5	2	3

右側 口眼喎斜, 重症者, 左右下顎痛者																	
黃芪	羌活	獨活	枳殼	陳皮	青皮	烏藥	桔梗	南星	半夏	川芎	白芷	荊芥	防風	白芍藥	甘草	附子	草烏
3	1	1	1	1	1	1	1	1	1	1	1	1	1	1	1	1	1

16. 下肢靑筋突起(靜脈瘤)

靜脈瘤									
當歸	白芍	生地黃	黃芪	桂枝	血竭	紅花	木果	牛膝	威靈仙
1	1	1	1	1	1	1	1	1	1

下肢動脈閉塞으로 因한 疼痛, 浮腫에 效																							
薔薇根	桂枝	蘿藶子	茵蔯	白芍	薑黃	川芎	蒼朮	陳皮	枳殼	木香	白鮮皮	白芥子	甘草	當歸尾	白芷	威靈仙	黃栢	檳榔	木果	防己	木通	附子	南星
3	3	3	2	1	1	1	2	1	1	1	1	1	1	2.5	1	2	1	1	1	1	5	1	1
羌活	桂皮	紅花	山查	烏賊骨	玄胡索	沒藥	乳香	香附子	蘇葉	牛膝													
1	1	1	1	1.5	1.2	1.3	2	1	1.5	1													

17. 버거씨病, 足底筋膜炎

버거씨병																
薔薇根	金銀花	蒲公英	薏苡仁	黃芪	白朮	五味子	陳皮	甘草	肉桂	紫檀香	蘇木	紅花	熟地黃	白芍	川芎	當歸
3	1.5	1.5	1.5	1.5	1.5	1	1	1	1	0.5	0.5	0.5	0.5	0.5	0.5	0.5

足底筋膜炎																						
獨活	羌活	白何首	赤芍	白芷	當歸尾	木通	小茴香	麥門冬	烏藥	川芎	南星	蒼朮	紅花	威靈仙	陳皮	黃栢	桔梗	半夏	桂皮	金銀花	狗脊	山査
2	1.5	1	1	1	2	3	1	2	2	1	1	1.5	1	2	1	1	1	1	1	2	2	1

玄胡索	沒藥	骨碎補	厚朴	草烏	附子	巴戟	蜈蚣	忍冬	烏賊骨
1.2	1.3	1	1	1	1	1	1	2	1.5

18. 結代脈(不整脈)

不整脈																					
五加皮	烏藥	陳皮	川芎	白芷	白殭蠶	桔梗	葛根	桂枝	蘿藁子	茵蔯	蒼朮	白鮮皮	薑黃	木香	地龍	白茯神	枳殼	檳榔	薤白	山查	白芍
3	2	1	1	1	1	1	1	2.5	2.5	1.5	1	1	1	1	0.8	2	1	1	2	1	1

元肉	木果	梔子	竹茹	麥門冬	甘草
1	1	1	1	1	1

19. 頭搖, 手顫症

頭搖, 手顫症												
鷄糞草	白朮	蒼朮	五加皮	海桐皮	桂枝	薏苡仁	防風	羌活	秦艽	半夏	陳皮	甘草
3	2	2	2	2	2	2	1	1	1	1	1	1

頭搖, 手顫症																						
防風	烏藥	白朮	陳皮	厚朴	蘿藁子	木香	檳榔	枳實	山查	川芎	白芷	葛根	白茯苓	黃芪	當歸	黃芩	桂枝	防己	枳殼	白殭蠶	桔梗	甘草
3	2	2	1	1	1	1	1	1	1	1	1	1.5	1	1	1	1.5	1	0.5	1	1	1	1

20. 手足逆冷, 手足燥裂

手足燥裂

桂枝	蘿薑子	茵蔯	白芍	川芎	蒼朮	陳皮	甘草	枳殼	白鮮皮	木香	艾葉	乾薑	前胡	白薇	款冬花	烏賊骨	玄胡索	沒藥	雞內金	草果	小茴香
3	3	2	1	1	2	1	1	0.8	0.8	0.8		3	1	1	1	1.5	1.2	1.3	1	1	2

厚朴	山查	神麯	麥芽	白茯神	梔子	竹茹	蔓參	益母草	青皮	五加皮
1	1	1	1	2	0.5	0.5	2	2	0.8	5

手足冷

小茴香	當歸	附子	肉桂	白芍	柴胡	玄胡索	川楝子	白茯苓	澤瀉	人蔘
5	3	1	1	1	1	1	1	1	1	1

21. 心臟不全症

香附子	陳皮	半夏	竹茹	枳殼	人蔘	白茯苓	柴胡	麥門冬	桔梗	日黃連	白薇	青皮	心臟不全症
3	3	1	1	1	1	1	0.7	0.7	0.7	0.5	0.5	0.5	

22. 心囊炎(心内膜炎)

心煩, 怔忡, 心痺, 不眠, 頭痛, 眩暈, 心內膜炎									
竹葉	麥門冬	白茯神	生地黃	梔子	日黃連	薄荷	澤瀉	登心	甘草
3	3	3	1	1	1	1	1	0.5	0.5

23. 연탄가스 中毒

연탄가스 中毒																				
烏藥	陳皮	白芷	枳殼	白殭蠶	桔梗	葛根	桂枝	蘿葍子	蒼朮	茵蔯	白鮮皮	薑黃	木香	五加皮	木果	石菖蒲	當歸	川芎	白芍藥	熟地黃	玄蔘
2	1	1	1	1	1	1	2	2	1	1.5	0.8	0.8	0.8	0.5	2	3	1.5	1.5	1.5	1.5	1

遠志	白茯苓	山査	甘草
1	1	1	1

24. 狭心症, 心筋梗塞症

狭心症, 脂肪血																					
桂枝	蘿藠子	白芍	薑黃	川芎	蒼朮	陳皮	枳殼	木香	白芥子	白鮮皮	茵蔯	白朮	白茯苓	柴胡	當歸尾	麥門冬	烏賊骨	玄胡索	沒藥	香附子	草果	威靈仙
3	3	2.5	0.8	1	1.5	1	1	1	0.8	0.8	2	1	1	1	2.5	1	1.5	1.2	1.3	1	1	1.5

防己	黃栢	雞內金	羌活	桂皮	紅花	乳香	前胡	白薇	款冬花	山查	白茯神	薄荷	白芷
0.8	0.8	0.8	1	0.8	1	2.5	1	1	1	1	2	2	1

丹蔘	川芎	當歸	乳香	沒藥	狭心症, 心筋梗塞症
5	3	3	1.2	1.2	

25. 集中力低下, 集中力不足

腦에 모세혈관 순환장애로 인한 集中力 저하																				
烏藥	桂枝	蘿葍子	茵蔯	白芍	蒼朮	陳皮	甘草	枳殼	白鮮皮	薑黃	木香	山査	白荳蔻	肉荳蔻	蔓蔘	艾葉	川芎	草果	靑皮	大腹皮	雞內金
5	2.5	2.5	1	1	2	1	1	1	1	1	1	1	1	1	2	2	1	1	1	1.5	1

烏賊骨	玄胡索	沒藥	旱蓮草	靑古	穀精草	藿香
1.5	1.2	1.3	2	0.5	1.5	5

26. 記憶力 促進(高參病)

記憶力 促進																					
桂枝	蘿葍子	茵蔯	白芍	川芎	蒼朮	陳皮	甘草	枳殼	白鮮皮	薑黃	木香	白芥子	前胡	白薇	款冬花	烏藥	白芷	白殭蠶	桔梗	蔓蔘	菟絲子
3	3	2	1.5	1	1.5	1	1	1	1	1	0.5	0.5	1	1	1	2	1	1	1	2	2

覆盆子	白茯神	麥門冬	葛根	黃芪
1	1.5	1	1	1.5

健忘症																
熟地黃	元肉	當歸	酸棗仁	遠志	石菖蒲	香附子	白茯神	人蔘	黃芪	白朮	陳皮	半夏	益智仁	木香	甘草	白茯苓
2	2	1	1	1	1	1	1	1	1	1	1	1	0.5	0.5	0.5	1

27. 顔面痙攣

顔面痙攣								
白芍	甘草	天麻	青皮	釣鉤藤	木果	白附子	白殭蠶	全虫
4	2	1	1	1	1	1	1	1

顔面痙攣																						
黃芪	當歸	川芎	白芍	熟地黃	白茯苓	沙蔘	白朮	石菖蒲	秦艽	羌活	防風	半夏	南星	白附子	麥門冬	桂枝	升麻	荊芥	甘草	柴胡	紅花	五味子	天麻
2	1	1	1	1	1	1	1	1	1	1	1	1	1	1	1	0.7	0.7	0.7	0.7	0.5	0.3	0.5	1

顔面痙攣																						
五加皮	烏藥	陳皮	川芎	白芷	枳殼	白殭蠶	桔梗	葛根	白朮	厚朴	蘿葍子	木香	檳榔	白芍	茵蔯	蒼朮	白鮮皮	薑黃	山査	白荳蔲	肉荳蔲	甘草
3.5	2.5	1	1	1	1	1	1	1	1.5	1	2	0.5	0.5	1	1.5	1	1	1	1	1	1	1

沒藥	蘇葉	藿香	桂枝	白茯神	元肉	竹茹	枳實	烏賊骨	玄胡索
1.3	1.5	1	1	2	1.5	0.5	1	1.5	1.2

28. 甲狀腺腫

甲狀腺 腫大															
桔梗	香附子	白殭蠶	陳皮	黃芩	枳殼	前胡	半夏	枳實	羌活	荊芥	檳榔	射干	威靈仙	木香	甘草
3	3	3	1	1	1	1	1	1	1	1	1	1	1	1	1

白朮	陳皮	厚朴	蘿葍子	木香	檳榔	枳實	山查	神麯	麥芽	藿香	蘇葉	當歸	白芍	生地黃	熟地黃	沙蔘	白茯神	酸棗仁	日黃連	梔子	麥門冬	竹茹
2	1	1	2	1	1	1	1	1	1	1	1.5	1.5	1	1	1	1	1.5	1	1	1	2	2

白豆蔲	肉荳蔲	甘草	枳殼	桔梗	車前子	烏賊骨	玄胡索	沒藥	貢砂仁
1	1	1	1.5	1.5	1	1.5	1.2	1.3	2

甲狀腺機能低下에는 柴胡疏肝湯이나 加味逍遙散
甲狀腺機能亢進에는 熱多寒少湯이나 凉膈散

29. 神經衰弱

神經衰弱, 驚悸, 怔忡, 健忘, 不眠																		
陳皮	木香	白茯神	元肉	酸棗仁	香附子	半夏	南星	當歸	川芎	白芍	遠志	白朮	麥門冬	竹茹	柏子仁	黃芩	玄蔘	石菖蒲
2	1	3	3	2	2	2	2	1	1	1	1	1	1	1	1	1	1	1

30. 三叉神經痛

三叉神經痛																					
桂枝	蘿藅子	茵蔯	白芍	川芎	蒼朮	陳皮	甘草	枳殼	白鮮皮	薑黃	木香	烏藥	白芷	桔梗	葛根	白殭蠶	山查	半夏	細辛	南星	赤茯苓
3.5	3.5	1.5	1	1	2	1	1	1	1	1	1	2.5	1	1	1	1	1	2	0.5	1	1

白朮	柴胡	當歸	香附子	薄荷	烏賊骨	玄胡索	沒藥	麥門冬	川烏
1	1	1	1	1	1.5	1.2	1.3	1	1

31. 紫斑病

紫斑病																								
五加皮	當歸尾	川芎	白芷	威靈仙	黃栢	羌活	桂皮	南星	紅花	升麻	白芍	牧丹皮	木香	防己	金銀花	桂枝	蘿葍子	茵蔯	蒼朮	陳皮	枳殼	白鮮皮	薑黃	甘草
2.5	2.5	1.5	1	1	1	1	1	1	1	1	1	1	1	1	4	2.5	1.5	1.5	2	1	1	1	1	1

32. 舌瘡裂, 口腔炎

口內炎, 舌瘡裂, 口腔炎																								
地楡	澤瀉	黃芪	紅花	桃仁	蘇木	白朮	當歸	川芎	白芍	熟地黃	白茯苓	肉桂	沙蔘	桂枝	蘿葍子	茵蔯	蒼朮	陳皮	枳殼	白鮮皮	薑黃	木香	白茯神	元肉
3	1	2	1	1	1	1.2	2	1.5	1	2	2.5	2.5	2.5	2.5	2.5	1.5	1	1	1	1	1	1	2	1

33. 베체트病

生地黃	竹茹	日黃連	梔子	登心	車前子	甘草	베체트病 口腔, 眼, 生殖器에 效
2	1	1	1	1	1	1	

베체트病																							
當歸	川芎	生地黃	熟地黃	白芍	牛膝	防風	荊芥	白芷	防己	忍冬	桔梗	羌活	獨活	白鮮皮	薏苡仁	蓬交	木通	陳皮	甘草	黃栢	知母	梔子	日黃連
1	1	1	1	1	1	1	1	1	1	1	1	1	1	1	1	1	1	1	1	1	1	1	1

虛冷者는 黃栢, 知母, 梔子, 日黃連을 去한다

34. 手顫症

手顫症											加 薤白 2錢
鷄糞草	白朮	蒼朮	五加皮	海桐皮	桂枝	薏苡仁	防風	羌活	秦艽	半夏	陳皮	甘草
3	2	2	2	2	2	2	1	1	1	1	1	1

治心瘈證, 手戰症, 言痓													
薏苡仁	白何首烏	桂枝	南星	川烏	白茯苓	當歸	枸杞子	石菖蒲	白朮	陳皮	人蔘	薑黃	木香	甘草
3	3	1.5	1.5	1.5	1	1	1	1	1	1	1	1	0.5	0.5

35. 精神刺戟

心藏，咽喉結核，消化不良																					
白朮	陳皮	厚朴	蘿葍子	木香	檳榔	枳實	山査	神麴	麥芽	藿香	蘇葉	白豆蔻	肉荳蔻	艾葉	當歸	遠志	沙蔘	元肉	白茯神	五加皮	烏藥
1.5	1	1	3	1	1	1	1	1	1	1	1	1	1	2	1	1	1	1	2	2.5	2

枳殼	白殭蠶	桔梗	葛根	梔子	竹茹	日黃連	酸棗仁	川芎	白芷
1	1	1	1	0.5	0.3	0.3	1	1	1

36. 衄血

衄血																					
桂枝	蘿葍子	茵蔯	白芍	川芎	蒼朮	陳皮	甘草	枳殼	白鮮皮	薑黃	木香	白芥子	前胡	白薇	款冬花	烏藥	白芷	白殭蠶	桔梗	蔓蔘	菟絲子
3	3	2	1	1	1.5	1	1	1	1	1	1	0.5	1	1	1	2	1	1	1	2	1

覆盆子	白茯神	麥門冬	葛根	黃芪
1	1.5	1	1	1.5

鼻出血不止																
生地黃	麥門冬	阿膠	玄蔘	側柏	地楡	人蔘	白朮	白茯苓	柴胡	當歸	黃芩	川芎	白芍	熟地黃	梔子	甘草
5	5	2	2	2	2	1	1	1	1	1	1	1	1	1	1	1錢

鼻出血											
香附子	生地黃	赤芍	川芎	升麻	側柏	大薊	三七根	牧丹皮	黃芪	當歸	黃芩
5	5	1	1	1	1	1	1	1	1	1	1
發熱 時 當歸, 連翹											

衄血			
乾地黃	麥門冬	玄蔘	山梔子
10	8	8	1

37. 心臟瓣膜症

心臟瓣膜症																					
白朮	陳皮	厚朴	蘿菖子	木香	檳榔	枳實	烏賊骨	玄胡索	沒藥	桂枝	茵蔯	白芍	川芎	蒼朮	枳殼	白鮮皮	薑黃	白芥子	五味子	柏子仁	遠志
2	1	1	1.5	1	1	1	1.5	1.2	1.3	2	1	1	1	1	0.8	0.8	0.8	0.8	0.8	0.8	0.8
半夏	麥門冬	當歸	酸棗仁	白蒺藜	元肉	桑白皮	地骨皮	紫菀	薤白	竹茹	白茯苓										
1	1	1.5	1	2	1	1	1	1	2	0.8	0.8										

心臟瓣膜症																					
五加皮	烏藥	陳皮	川芎	白芷	枳殼	白殭蠶	桔梗	葛根	桂枝	蘿菖子	茵蔯	白芍	蒼朮	甘草	白鮮皮	薑黃	木香	山查	神麯	麥芽	烏賊骨
2	2	1	1	1	1	1	1	1	2.5	2.5	1.5	1	1.5	1	1	1	1	1	1	3	1.5
藿香	蘇葉	艾葉	白豆蔲	肉荳蔲	木果	白朮	厚朴	檳榔	枳實	白茯神	梔子	竹茹	前胡	白薇	款冬花	玄胡索	沒藥				
1	1.5	1.5	1	1	1	1	1	0.5	0.5	1.5	0.8	0.8	1	1	1	1.2	1.3				

38. 面紅, 鼻赤

面紅, 鼻赤																
元肉	石菖蒲	酸棗仁	白茯神	半夏	山藥	陳皮	赤茯苓	竹茹	枳實	白朮	當歸身	柴胡	梔子	白芷	龍骨	牡蠣
1.5	1.5	1.5	1.5	1.5	1.5	1.5	1.5	1	1	1	1	0.7	0.8	0.8	0.8	0.8

面赤, 眞心痛																					
桂枝	蘿葍子	白芍	薑黃	川芎	蒼朮	陳皮	木香	白芥子	白鮮皮	茵蔯	白朮	白茯苓	紫菀	當歸尾	麥門冬	香附子	草果	薄荷	白芷	威靈仙	防己
3	3	2.5	0.8	1	1.5	1	1	0.8	0.8	2	1	1	1	2.5	1	1	1	2	1	1.5	0.8
羌活	桂皮	紅花	乳香	前胡	白薇	款冬花	山査	神麵	麥芽	烏賊骨	玄胡索	沒藥	黃栢	南星							
1	0.8	1	2.5	1	1	1	1	1	1	1.5	1.2	1.3	0.8	0.8							

酒毒, 面鼻赤													
葛根	白扁豆	當歸	川芎	赤芍	生地黃	黃芩	乾薑	良薑	貢砂仁	草豆蔲	半夏	陳皮	甘草
5	3	1	1	1	1	1	1	1	1	1	1	1	1

39. 頭汗(面汗), 全身多汗

思慮過多, 心虛

黃芪	白茯神	當歸	酸棗仁	蔓蔘	白芍	生地黃	日黃連	竹茹	白朮	麥門冬	甘草
3	3	2	2	2	1	1	0.5	1	2	1	0.5

泄瀉者 加 登心 1錢,
元肉 1錢, 烏梅 2알

小兒 睡中頭汗

白茯神	香附子	元肉	酸棗仁	半夏	陳皮	枳實	白朮	遠志	石菖蒲	當歸	川芎	白芍藥	麥門冬	人蔘	日黃蓮	小薊	甘草
2.5	2.5	2	2	1	1	1	1	1	1	1	1	1	1	1	0.5	0.5	0.5

手足掌多汗

半夏	白茯苓	白朮	白芍	人蔘	當歸	熟地黃	白附子	川烏	牡蠣	甘草	
3	3	2		22	1.5	1.5	1	1	1	1	

40. 脫毛

脫毛												
當歸	川芎	白芍	熟地黃	人蔘	白朮	白茯苓	甘草	白何首	細辛	蔓荊子	防風	天麻	香附子
2.8	2.8	2.8	2.8	2.8	2.8	2.8	2.8	2.8	0.5	0.5	0.5	0.8	0.8

人蔘 대신 沙蔘도 加할 수 있다

脫毛												
白何首烏	人蔘	白朮	白茯苓	甘草	熟地黃	白芍	川芎	當歸	續斷	香附子	黃芩	日黃連
5	1.3	1.3	1.3	1.3	1.3	1.3	1.3	1.3	0.5	0.5	0.5	0.5

腎虛, 早期髮白, 白髮還黑									
白何首	熟地黃	山藥	山茱萸	桑椹子	白茯苓	牧丹皮	澤瀉	女貞實	菟絲子
5	4	2	2	2	1.5	1.5	1.5	1.5	1.5

41. 面浮腫

全身水分에 의한 浮腫																					
五加皮	烏藥	陳皮	川芎	白芷	枳殼	白殭蠶	桔梗	葛根	桂枝	蘿葍子	茵蔯	白芍	蒼朮	白鮮皮	白茯神	元肉	木果	梔子	竹茹	麥門冬	山査
3	2	1	1	1	1	1	1	1	2.5	2.5	1.5	1	1	1	2	1	1	0.5	0.5	0.8	1

澤瀉	菟絲子	覆盆子	大腹皮	車前子	牛膝	白茯苓	豬苓
1	1	1	1.5	1	1	1	1.5

42. 癎疾

癎疾																							
釣鉤藤	半夏	陳皮	白茯苓	枳實	竹茹	白朮	石菖蒲	日黃連	當歸	白芍	麥門冬	川芎	遠志	沙蔘	甘草	龍骨	牡蠣	山査	白茯神	元肉	烏梅	香附子	登心
3	0.8	0.8	0.8	0.8	0.8	0.8	0.8	0.8	0.8	0.8	0.8	0.8	0.8	0.8	0.8	1	1	1	3	2	2알	1	1

大小兒 驚, 癎																		
白茯神	香附子	當歸	元肉	酸棗仁	膽南星	陳皮	枳實	白朮	白芍	川芎	麥門冬	遠志	石菖蒲	竹茹	人蔘	日黃連	甘草	半夏
3	3	2	2	2	1	1	1	1	1	1	1	1	1	0.5	0.5	0.5	0.5	1

白朮	陳皮	厚朴	蘿葍子	木香	檳榔	枳實	山査	良薑	烏賊骨	玄胡索	沒藥	烏藥	川芎	白芷	細辛	枳殻	桔梗	白殭蠶	白茯神	元肉	甘草
2	2	1	1	1	1	1	1	1	1.5	1.2	1.3	2	1.5	1.5	0.5	1	1	1	3	2	1

栀子	遠志	麥門冬	竹茹
0.8	0.8	1	1

43. 白血病

脾虛하면 脾精이 不生하여 白血球가 減退, 不生														
當歸	川芎	白芍	阿膠	熟地黃	人蔘	白朮	貢砂仁	肉荳蔲	日黃連	乾薑	黃芩	鹿茸	白何首烏	赤何首烏
3	3	2	2	2	1	1	1	1	5	0.5	1	1	1	1
加 紫河車 5錢이 필요함														

44. 髮疽

髮疽																	
滑石	甘草	石膏	黃芩	桔梗	防風	川芎	當歸	赤芍	麻黃	大黃	薄荷	日黃連	連翹	草龍膽	荊芥	白朮	栀子	升麻
1.7	1	0.7	0.7	0.7	0.3	0.3	0.3	0.3	0.3	0.3	0.3	0.3	0.3	0.3	0.3	0.3	0.3	0.3

45. 疑妻症

心膽虛怯															
白茯神	元肉	酸棗仁	山藥	白朮	當歸	巴戟	遠志	石菖蒲	人蔘	柴胡	柏子仁	南星	半夏	枳實	甘草
3	3	3	3	2	2	2	1	1	1	1	1	1	1	1	1

心臟虛，不眠，少食，神經質													
當歸	白朮	白茯神	半夏	陳皮	膽南星	元肉	酸棗仁	遠志	石菖蒲	石斛	白附子	日黃連	甘草
3	3	1.5	1.5	1.5	1.5	1	1	1	1	1	1	0.5	0.5

心臟虛怯													
白茯神	當歸	半夏	陳皮	白茯苓	白朮	遠志	石菖蒲	白芍	香附子	川芎	日黃連	人蔘	甘草
3	3	1.5	1.5	1.5	1	1	1	1	1	1	0.5	0.5	0.5

46. 手足掌熱, 背心熱

足掌熱															
防風	升麻	葛根	羌活	獨活	白芍	柴胡	人蔘	甘草	梔子	香附子	蒼朮	白芷	半夏	川芎	神麯
1	1	1	1	1	1	1	1	1	0.7	0.7	0.7	0.7	0.7	0.7	0.7

背心熱, 五心煩熱, 手掌熱, 背熱								
升麻	羌活	葛根	獨活	白芍	人蔘	柴胡	防風	甘草
1	1	1	1	1	1	1	1	1
人蔘은 沙蔘으로 加할 수 있다								

足掌熱																					
熟地黃	山藥	山茱萸	牧丹皮	澤瀉	當歸尾	川芎	白芷	威靈仙	黃栢	南星	蒼朮	羌活	桂皮	甘草	山查	桑白皮	地骨皮	紫菀	前胡	白薇	款冬花
2.5	1.5	1	1	1	2	1	1	1	1	1	1	1	1	1	1	1	1.5	1.5	1	1	1

背熱																					
桂枝	蘿薑子	茵蔯	川芎	蒼朮	白芍	陳皮	甘草	枳殼	白鮮皮	薑黃	木香	烏藥	白芷	桔梗	葛根	白殭蠶	山查	黃芩	當歸	麥門冬	羌活
3	3	1.5	1	2	1	1	1	1	1	1	0.8	2.5	1	1	1	1	1	1.5	1	1	1
細辛	甘菊	蔓荊子	烏賊骨	玄胡索	沒藥	白豆蔻	肉荳蔻	前胡	白薇	款冬花	五加皮	獨活	防風								
0.5	1	1	1.5	1.2	1.3	1	1	1	1	1	2	1	1								

47. 面寒

升麻	附子	葛根	白芷	日黃連	人蔘	草豆蔻	益智仁	甘草	黃芪	白芍	厚朴	貢砂仁	陳皮	
2	2	2	1	1	1	1	1	1	5	3	1	1	1	面寒은 胃腸이 虛하고 寒溫不能調節되어 溫中補胃하여야 한다 얼굴이 붉은 患者는 狹心症藥으로도 治, 廢됨

48. 氣鬱

中年婦人이 억울한 소리를 들으면
자연 小腹結하여 積塊가 生한다.

香附子	烏藥	陳皮	蘇葉	白茯神	白朮	木香	半夏	檳榔	蓬朮	乾薑	甘草
3	2	2	2	1	1	1	1	0.7	0.7	0.7	0.7

胸腹內熱이 甚
解鬱胸腹, 臥則不愈甚

陳皮	香附子	赤茯苓	枳殼	梔子	半夏	前胡	日黃連	神麯	厚朴	靑皮	蘇子	甘草
3	3	2	2	2	1	1	1	1	1	1	1	1

49. 手掌脫皮(燥熱)

煩熱에 의한 手掌脫皮											
當歸	生地黃	熟地黃	白芍	天門冬	麥門冬	黃芩	蒼朮	防風	知母	黃栢	甘草	白蒺藜
3	3	3	2	2	2	1	1	1	1	1	1	0.5

50. 全身痙攣

頭部에 打撲傷에 依한 全身痙攣																					
烏藥	陳皮	川芎	白芷	枳殼	白殭蠶	桔梗	葛根	白芍	甘草	靑皮	釣鉤藤	木果	蘇葉	白朮	厚朴	蘿葍子	桂枝	茵蔯	薑黃	山査	神麯
2.5	1	1	1	1	1	1	1	5	2	1.5	1.5	1	1.5	1.5	1	2.5	1.5	1.5	0.8	1	1

白茯神	元肉	梔子	黃芩	胡黃蓮	麥芽	烏梅
2	1	0.8	1.5	1	1	2알

51. 腦性麻痺(腦膜炎)

半身無力, 手足言難																						
五加皮	柴胡	白何首	破古紙	金銀花	枯白礬	玄蔘	黃栢	知母	獨活	桑寄生	當歸	牛膝	杜仲	秦芃	細辛	桂枝	川芎	沙蔘	熟地黃	木果	黃芪	防風	山查
2	2	1.5	1	1	1	2	0.8	0.8	0.8	0.8	0.3	3	1	1	0.3	1	1	1	1	1	1.5	1	1

神麴	麥芽	麻黃	薄荷	甘草
1	1	0.2	1.5	1

高血壓에 의한 腦性麻痺																							
白朮	陳皮	厚朴	蘿葍子	木香	擯榔	枳實	山查	烏賊骨	玄胡索	沒藥	白豆蔻	肉荳蔻	艾葉	日黃連	藿香	蘇葉	貢砂仁	白芍	肉桂	乾薑	香薷	白扁豆	川楝子	甘草
1.5	1	1	3	1	1	1	1	1.5	1.2	1.3	1	1	2.5	0.5	2.5	1.5	1	1.5	1	1	1.5	1	1	1

52. 健忘

健忘, 癡呆										
人蔘	竹茹	南星	天麻	陳皮	大黃	半夏	白茯苓	枳實	白殭蠶	甘草
20	5	1	1	1	1	1	1	1	1	1

老人性 健忘													
熟地黃	山茱萸	生酸棗仁	白朮	黃芪	當歸	麥門冬	玄蔘	柏子仁	白芥子	白茯神	龍骨	石菖蒲	人蔘
半斤	4돈	4돈	3돈	3돈	3돈	3돈	3돈	3돈	3돈	3돈	1돈	1돈	1돈
細末하여 蜜丸하여 매일 朝夕으로 1日 2回 3錢씩 복용													

心腎虛弱으로 健忘이 온다								
熟地黃	柏子仁	酸棗仁	白茯苓	人蔘	遠志	白芥子	石菖蒲	生酸棗仁
1兩	2	4	2	3	2	2	2	2

53. 夢遊病

半夏	甘草	黃芩	乾薑	人蔘	日黃連	遠志	石菖蒲	精神短少
3	2	1.5	1.5	1.5	1	1	1	

心虛夜夢多驚, 睡臥不寧, 恍惚驚悸													
白茯神	當歸	香附子	生地黃	熟地黃	麥門冬	酸棗仁	遠志	人蔘	黃芪	牛膽南星	竹茹	日黃連	甘草
3	2	2	1	1	1	1	1	1	1	1	0.5	0.5	0.5

54. 恐水病(狂犬病)

狂犬病														
杏仁	防風	赤芍	黃芩	白朮	枳實	厚朴	赤茯苓	木通	小茴香	荊芥	牛蒡子	香附子	甘草	木果
3	2	2	1	1	1	1	1	1	1	1	1	1	1	0.3

破傷風			
全虫	蜈蚣	白芷	防風
各等分	各等分	各等分	各等分

頭面에 白芷 防風
四肢에 防風 白芷
身體에 獨活
每 2錢을 葱白湯에
調下服 1日 3回

55. 背心一點痛

氣痰으로 背心一點痛															
半夏	香附子	蘇葉	麻黃	烏藥	陳皮	蒼朮	羌活	川芎	白芷	白殭蠶	枳殼	桔梗	赤茯苓	乾薑	甘草
3	3	3	1.5	1.5	1.5	1.5	1	1	1	1	1	1	1	0.5	0.5

背痛右側甚者																								
薏苡仁	薑黃	南星	五加皮	海桐皮	白朮	附子	草烏	乳香	桂枝	蘿薑子	白芍	川芎	蒼朮	陳皮	甘草	枳殼	白鮮皮	茵蔯	當歸	山查	獨活	菟絲子	覆盆子	藿香
2	2	1.5	3	1	1	1	1	2	3	3	1	1	2	1	1	0.8	0.8	3	1	1	2	1	1	3

56. 背冷如手掌大

心下有水氣, 汩汩有聲, 水結胸									
赤茯苓	陳皮	白朮	羌活	獨活	人蔘	川芎	桂枝	藁本	甘草
5	3	3	1.5	1.5	1	1	1	1	1

手足心熱 背心熱, 五心煩熱, 兩手手熱								
升麻	羌活	葛根	獨活	白芍	人蔘	柴胡	防風	甘草
1	1	1	1	1	1	1	1	1
人蔘은 沙蔘으로 加함								

小兒傷食症																					
桂枝	蘿葍子	茵蔯	白芍	川芎	蒼朮	陳皮	甘草	枳殼	白鮮皮	薑黃	木香	烏藥	白芷	桔梗	葛根	白殭蠶	山查	黃芩	當歸	麥門冬	羌活
3	3	1.5	1	1	2	1	1	1	1	1	0.8	2	1	1	1	1	1	1.5	1	1	1
細辛	甘菊	蔓荊子	烏賊骨	玄胡索	沒藥	白豆蔻	肉荳蔻	前胡	白薇	款冬花	五加皮	獨活	防風								
0.5	1	1	1.5	1.2	1.3	1	1	1	1	1	2	1	1								

57. 背脊强痛

膀胱經　寒濕，背脊强痛										
羌活	獨活	藁本	防風	蒼朮	蔓荊子	川芎	木果	烏藥	桂枝	甘草
3	3	1.5	1.5	1.5	1	1	1	1	1	1

太陽經　寒濕，腰似折，項强									
五加皮	羌活	獨活	陳皮	烏藥	藁本	防風	川芎	蔓荊子	甘草
3	3	2	2	2	1	1	1	1	1

58. 口脣乾裂

胃經이 實熱로 因하여 口脣이 乾裂하고 生瘡하며 大便이 便祕											
大黃	葛根	升麻	桔梗	石膏	枳殼	前胡	杏仁	梔子	日黃連	連翹	薄荷	甘草
2	1.5	1.5	1	1	1	1	1	1	1	1	1	1

頭面生瘡癤															
升麻	防風	連翹	白芷	桔梗	黃芩	川芎	荊芥	梔子	日黃連	枳殼	薄荷	白附子	天麻	石膏	甘草
2	2	2	1	1	1	1	1	1	1	1	1	1	1	1	1

59. 口病

一切口病, 口疳, 口瘡, 舌腫, 咽喉痛												
寒水石	石膏	甘草	明砂	滑石	馬牙硝	枯白礬	直龍腦	朱砂	人中白	黃栢	日黃連	상기 藥을 細末하여 患處에 도포할 수 있다.
2	2	2	1	1	1	1	1	1	1	1	2	

舌炎																					
地楡	澤瀉	黃芪	紅花	桃仁	蘇木	白朮	當歸	川芎	白芍	熟地黃	白茯苓	肉桂	沙蔘	桂枝	蘿蔔子	茵蔯	蒼朮	陳皮	枳殼	白鮮皮	薑黃
3	1	1	1	1	1	1.2	2	1.5	1	1	1	1	1	2.5	2.5	1.5	1	1	1	1	1

木香	白茯神	元肉	山查
1	2	1	1

口內炎						
生地黃	竹茹	日黃連	梔子	甘草	登心	車前子
2	1	1	1	1	1	1

60. 滲出性濕疹, 面濕疹

濕疹으로 皮膚가 痒, 血熱瘙痒															
牛蒡子	蒼朮	胡麻仁	荊芥	防風	金銀花	連交	當歸	乾地黃	苦蔘	蟬退	石膏	知母	木通	麻黃	甘草
3	3	2	2	2	1.5	1.5	1.5	1	1	1	1	1	1	1	1

面部濕疹																						
滑石	黃芩	桔梗	防風	川芎	薄荷	當歸	白芍	大黃	連交	荊芥	白朮	梔子	生地黃	苦蔘	甘草	沙蔘	白茯苓	白殭蠶	厚朴	陳皮	金銀花	浮萍草
1	1.5	1	1	1	1	1	1	1	1	1	1	1	1	4	1	1	1	1	1	1	1.5	1

藿香	蟬退	羌活
1	1	1

61. 全身多發性 腫瘍

多發性 腫瘍, 腹肥滿																						
五加皮	當歸尾	川芎	威靈仙	白芷	黃栢	羌活	桂皮	南星	紅花	升麻	白芍	牧丹皮	桃仁	金銀花	蒲公英	桂枝	蘿葍子	茵蔯	蒼朮	陳皮	甘草	山查
2.5	2.5	1.5	1	1	1	1	1	1	1	1	1	1	1	3	1.5	2.5	2.5	1.5	2	2	1	1

枳殼	白鮮皮	薑黃	木香
1	1	1	0.5

腹部肥滿者																							
桂枝	蘿葍子	茵蔯	白芍	薑黃	川芎	蒼朮	陳皮	枳殼	白鮮皮	白芥子	甘草	當歸尾	白芷	威靈仙	黃栢	南星	羌活	桂皮	紅花	山查	烏賊骨	玄胡索	沒藥
3	3	2	1	1	1	2	1	1	1	3	1	2.5	1	2	1	1	1	1	1	1	1.5	1.2	1.3

62. 低血壓

低血壓, 眩暈											
人蔘	白朮	白茯苓	熟地黃	白芍	當歸	川芎	黃芪	肉桂	附子	鹿茸	甘草
1	1	1	1	1	1	1	1	1	1	1	1

63. 口味

肺熱로 비린내가 난다							
桑白皮	桔梗	地骨皮	黃芩	麥門冬	五味子	知母	甘草
2	1	1	1	1	1	1	1

肝熱로 口酸하고 입안이 떫고 시리다. 左脇痛											
柴胡	當歸	草龍膽	梔子	日黃連	黃芩	黃栢	大黃	木香	蘆薈	芦薈	靑代里
2	1	1	1	1	1	1	0.5	0.5	0.5	0.5	0.5

腎熱口鹹														
熟地黃	半夏	山藥	山茱萸	杜仲	巴戟	肉蓯蓉	五味子	白茯苓	小茴香	遠志	石菖蒲	枸杞子	黃栢	知母
1	1	1	1	1	1	1	1	1	1	1	1	1	1	1

脾熱口甘											
梔子	藿香	黃芩	日黃連	石膏	白芍	桔梗	陳皮	白茯苓	白朮	防風	甘草
1.5	1	1	1	1	1	1	1	1	1	1	1

心膽熱로 口苦														
柴胡	黃芩	麥門冬	日黃連	草龍膽	梔子	天門冬	知母	五味子	人蔘	甘草	地骨皮	遠志	熟地黃	生地黃
2	2	2	1	1	1	1	1	1	1	1	1	1	4	2

64. 舌下腺炎

舌下腺炎, 重舌, 舌瘡														
金銀花	桔梗	連翹	荊芥	防風	黃芩	白芷	蘇葉	川芎	赤茯苓	牛蒡子	薄荷	日黃連	梔子	甘草
3	3	1.5	1.5	1.5	1.5	1	1	1	1	1	1	1	1	1

65. 心臟補藥

心臟補藥																					
元肉	白茯神	酸棗仁	熟地黃	當歸身	麥門冬	半夏	陳皮	白茯苓	枳殼	竹茹	遠志	柏子仁	甘草	蔓蔘	黃芪	烏賊骨	玄胡索	沒藥	旱蓮草	山查	白荳蔻
1.5	2	1	1.5	1.5	1.5	1.5	1	1	1	0.5	0.5	0.5	1	2	1.5	0.5	1.2	1.3	2	1	1

肉荳蔻	艾葉	枸杞子
1	1	1

糖尿病性 心臟補藥, 疲勞																	
元肉	白茯神	熟地黃	當歸身	酸棗仁	沙蔘	黃芪	陳皮	半夏	白朮	枳實	竹茹	麥門冬	遠志	石菖蒲	柏子仁	木香	藿香
3	3	2	2	2	1	1	1	1	1	1	1	0.7	0.7	0.7	0.7	0.5	3

怔忡, 不安, 胸悶, 疲勞																			
半夏	陳皮	白茯苓	枳實	竹茹	甘草	當歸	白芍	生地黃	熟地黃	沙蔘	白朮	白茯神	日黃連	梔子	麥門冬	山查	酸棗仁	龍骨	牡蠣粉
1	2	2	1	1	1	0.7	0.7	0.7	0.7	0.7	0.7	0.7	0.7	0.7	0.7	0.7	0.7	0.7	0.7

氣虛自汗，倦怠，食少，泄瀉，口無味，氣消，脫肛，諸氣虛證											
黃芪	白朮	白茯苓	當歸	破古紙	陳皮	人蔘	桂枝	甘草	柴胡	黃芩	升麻
5	2	2	2	2	2	2	2	1	0.5	0.5	0.5

勞心過度，驚悸不樂，神昏短少										
麥門冬	酸棗仁	丹參	人蔘	當歸	天花粉	五味子	神麴	菟絲子	石菖蒲	遠志
5	5	2	2	2	1	1	1	1	1	1

66. 中風豫防

蒼朮	石膏	生地黃	羌活	防風	當歸	蔓荊子	細辛	黃芪	枳殼	人蔘	麻黃	白芷	甘菊	薄荷	枸杞子	柴胡	知母	地骨皮	獨活	杜仲	甘草
1	1	1	0.5	0.5	0.5	0.5	0.5	0.5	0.5	0.5	0.5	0.5	0.5	0.5	0.5	0.5	0.5	0.5	0.5	0.5	0.5

秦艽	白芍	肉桂	湯이나 丸으로 服用한다
0.5	0.5	0.5	

左側不遂症

白芍	當歸	川芎	白茯苓	白朮	南星	半夏	天麻	生地黃(酒洗)	熟地黃(酒洗)	陳皮	牛膝(酒洗)	黃芩(酒洗)	酸棗仁	羌活	防風	桂枝	紅花	葛根	甘草
2	1.5	1.5	1.5	1.5	1	1	1	1	1	1	1	1	1	0.7	0.7	0.7	0.5	0.5	0.5

竹瀝을 1숟가락씩 調服한다

右側不遂症

白朮	白茯苓	當歸	陳皮	赤芍	半夏	烏藥	枳殼	羌活	黃芩	日黃連	人蔘	川芎	桔梗	防風	白芷	甘草
2	1.5	1.5	1.5	1.5	1.5	1.5	1.5	1.5	0.7	0.7	0.7	0.7	0.7	0.7	0.7	0.7

67. 眩暈, 頭風麻痒

荊芥	甘草	人蔘	白茯苓	白殭蠶	川芎	防風	藿香	蟬退	羌活	陳皮	厚朴	人蔘 대신 沙蔘 頭風에 天麻 藁本 耳痛에 蔓荊子 石菖蒲 細辛 目痛에 枸杞子 靑箱子 白蒺藜 諸風에 上攻하면 頭目, 昏眩, 鼻塞, 耳鳴, 麻痒, 婦人血風痒
1.5	1.5	1	1	1	1	1	0.7	0.7	0.7	0.7	0.7	

68. 觸事易驚

乾地黃	白茯苓	麥門冬	柏子仁	半夏	陳皮	枳實	甘草	日黃連	桂皮	竹茹
3	2	2	2	1	1	1	1	1	1	1

不眠에 加 當歸, 酸棗仁炒

不眠, 心膽虛怯										
香附子	陳皮	半夏	枳實	竹茹	人蔘	白茯苓	柴胡	麥門冬	桔梗	甘草
2.4	1	0.8	0.8	0.8	0.6	0.6	0.6	0.6	0.6	0.4

氣虛에 加 蘇葉

5장
氣管枝擴張性 乾燥症 및 呼吸器疾患의
治法, 症狀, 處方 및 주의점

[증상]

입이 마른다.

잠자고 나면 머리가 띵하다.

소변이 시원하지 않다.

잠을 자고 나도 더 자고 싶다.

胃가 벙벙하다.

변비가 온다.

기관지 확장성 건조증은 기관지에 水分이 탈실되어 오는 질환이다.

處方						
金水六君煎						
熟地黃	當歸	半夏	白茯苓	陳皮	白芥子	甘草
3~5	1	1	1	1	0.7	1

[주의점]

기관지확장성 건조증질환은 胃자체가 이상이 없으며 또 체온기에 열이 없는 것이 특징이다.

찹쌀은 끓여서 먹는다.

덥게 먹어야 하며 찬물은 금한다.

냉수로 목욕은 절대 禁하고 찬바람을 피한다.

1. 喘息

喘息																				
桑白皮	地骨皮	紫菀	馬兜鈴	熟地黃	白朮	陳皮	青皮	半夏	白茯苓	當歸	川芎	乾薑	肉桂	枳實	厚朴	白荳蔻	桔梗	杏仁	酸棗仁	麥門冬	五味子
2	2	1	1	1	1.5	1.5	1.5	1	1	2	1	0.8	0.8	1	1	1	1.5	1.5	3	1	1
天花粉	山藥	蘇子	烏賊骨	玄胡索	沒藥	肉荳蔻	蛤蚧	貝母	白合											
1.5	1	4	1.5	1.2	1.3	1	1	1	1.5											

氣管支喘息													
麥門冬	白茯苓	桔梗	半夏	甘草	射干	烏藥	黃芩	桑白皮	檳榔	南星	蘇葉	五味子	杏仁
4	3	3	2	1	1	1	1	1	1	1	1	0.8	0.8

久咳, 喘息																						
桂枝	蘿蔔子	茵蔯	白芍	陳皮	枳殼	薑黃	甘草	白鮮皮	川芎	蒼朮	白芥子	木香	日黃連	吳茱萸	合歡皮	白芨	百部根	貝母	旱蓮草	牛膽南星	卷柏	白薇
3	3	2	1.5	1	0.8	0.8	0.8	0.8	1	1	0.2	0.8	0.5	0.5	0.3	1	1	1	1	1.5	0.5	1

心臟性喘息																					
桂枝	蘿藖子	茵蔯	白芍	蒼朮	陳皮	甘草	枳殼	白鮮皮	薑黃	木香	山査	白豆蔲	肉荳蔲	艾葉	草果	靑皮	蘇葉	藿香	前胡	白薇	款冬花
0.5	0.5	0.5	1	2	1	1	1	1	1	1	1	1	1	2	1	1	1.5	4	1	1	1

桔梗	厚朴	檳榔	大腹皮	蘇子	靑枯	大黃
1.5	1	1	1	3	1	0.5

2. 禁煙

薄荷	荊芥	白芷	梔子	連翹	細辛	蒼耳子	桑白皮	地骨皮	紫菀	熟地黃	白朮	陳皮	半夏	靑皮	當歸	肉桂	川芎	乾薑	山査	枳實	厚朴
5	3	1	1	1	0.5	2	1.5	1.5	1	1	0.5	1	1	1	2	0.8	1	0.8	1	1	1

杏仁	瓜蔞仁	麥門冬	五味子	白合	天花粉	烏賊骨	玄胡索	沒藥	甘草	白豆蔲	桔梗
1	2	1	1	1	1	0.5	1.2	1.3	1	1	1

3. 結核

久咳, 左胸痛, 結核																					
桑白皮	地骨皮	紫菀	枯白礬	玄蔘	白朮	陳皮	靑皮	半夏	白茯苓	當歸	川芎	乾薑	肉桂	枳實	厚朴	白豆蔲	杏仁	桔梗	瓜蔞仁	麥門冬	五味子
1.5	1.5	1	1	1	1.5	1	1	1	1	2	1.5	1	1	1	1	1	1.5	1	3	1	1

山査	破古紙	熟地黃	蔓蔘	黃芪	艾葉	貝母	百合
1	1	1	1	1	2	1	1.5

咳中出血, 肺結核, 咳嗽, 惡寒發熱																	
熟地黃	麥門冬	天門冬	山藥	山茱萸	當歸	川芎	白芍	白茯苓	牧丹皮	澤瀉	五味子	貝母	瓜蔞仁	半夏	黃芩	甘草	杏仁
4	2	2	2	2	1.5	1.5	1.5	1	1	1	1	1	0.5	1	2.5	1	1

肺結核, 咳嗽																	
薏苡仁	百部根	黃芪	天花粉	金銀花	蘿葍子	當歸	川芎	地骨皮	桑白皮	杏仁	桔梗	枳殼	厚朴	防風	竹茹	甘草	기침이 심할 때 阿膠 1錢, 病重 白何首烏 5錢, 咳血 犀角 1錢
5	3	1.5	1.5	1.5	1.5	1	1	1	1	1	1	1	1	1	1	1	

4. 口渴

口渴																				
桑白皮	地骨皮	紫菀	熟地黃	白朮	陳皮	青皮	半夏	白茯苓	當歸	川芎	乾薑	肉桂	枳實	厚朴	檳榔	桔梗	麥門冬	天門冬	蒲公英	天花粉	五味子
2	2	1	1	1.5	1.5	1.5	1	1	2	1	0.8	0.8	1	1	1	1	2	2	2	1	1

菟絲子	覆盆子	山查	蘇子	烏賊骨	玄胡索	沒藥	肉荳蔻	貝母	百合
1	1	1	1	1.5	1.2	1.3	1	1	1

5. 肋膜炎

咳를 겸한 肋膜炎																
蘇葉	當歸	川芎	黃芪	半夏	赤茯苓	陳皮	枳殼	靑皮	柴胡	金銀花	木通	車前子	甘草	白朮	桑白皮	貝母
1.5	1.5	1.5	1.5	1	1	1	1	1	1	1	1	1	0.5	0.7	1	1

肋膜炎													
敗醬根	金銀花	蒲公英	牧丹皮	桃仁	蒼朮	三稜	當歸尾	蘇木	紅花	薏苡仁	香附子	桑白皮	紫菀	甘草
3	3	2	2	2	1	1	1	1	1	2	1	1	1	0.5

濕性 肋膜炎												
金銀花	大黃	川山甲	當歸尾	赤芍藥	木鱉子	皂角刺	白殭蠶	乳香	沒藥	白芷	天花粉	甘草
5	2	2	1	1	1	1	1	1	1	1	1	1
酒水相半煎												

6. 蓄膿症, 鼻炎, 目周圍痒(가려움증)

蓄膿症, 鼻涕, 鼻塞																						
薄荷	荊芥	白芷	連翹	細辛	辛夷花	蒼耳子	梔子	甘菊	羌活	桑白皮	地骨皮	紫菀	枯白礬	玄蔘	白朮	陳皮	靑皮	半夏	肉桂	乾薑	艾葉	楡根白皮
5	2	1	1	0.5	2	3	1	1.5	1.5	1.5	1.5	1	1	1	1.5	1	1	1	1	1	2	3.5

山查	烏賊骨	玄胡索	沒藥
1	0.5	1.2	1.3

鼻涕, 鼻眼周圍痒											
黃芪蜜炙	人蔘	白朮	甘草	當歸	陳皮	升麻(酒洗)	柴胡(酒洗)	辛夷花	梔子	訶子肉	楡根白皮
2	4	1	1	1	1	0.4	0.4	1.5	1	1	0.5

蓄膿症																			
滑石	甘草	石膏	黃芩	桔梗	防風	川芎	當歸	赤芍	麻黃	大黃	日黃連	連翹	草龍膽	荊芥	白朮	梔子	升麻	辛夷花	蒼耳子
1.7	1	1	0.7	0.7	1	1	1	1	0.5	0.5	0.5	0.5	0.5	0.3	0.3	0.3	0.3	0.5	0.5

7. 氣管支虛弱

氣管支虛弱，心虛，肝虛																				
蒼朮	陳皮	厚朴	甘草	玄胡索	雞內金	乾薑	玄之草	草果	桂枝	蘿葍子	茵蔯	小茴香	川芎	白鮮皮	旱蓮草	木香	靑皮	枳殼	薑黃	白芍	前胡
2	1	1	1	1	1	1	1	1	2	2	2	2	1	1	2	1	0.8	0.8	0.8	0.8	1

酸棗仁	白茯神	麥門冬	蔓蔘	山查	當歸	白薇	款冬花
1	2	1	1.5	1	1	1	1

8. 久咳

久咳, 感冒 뒤에 咳																						
夏枯草	前胡	柴胡	桑白皮	地骨皮	前胡	羌活	枳殼	桔梗	枯白礬	玄蔘	川芎	赤茯苓	獨活	當歸	貝母	荊芥	防風	蘇葉	黃芪	熟地黃	金銀花	百合
2.5	1	1	1.5	1.5	1	1	1.5	1.5	1	1	1	1	1	1.5	1	1	1	1.5	1	1	1.5	1.5

半夏	葛根	陳皮	麥門冬	五味子	瓜蔞仁	紫菀	天花粉	麻黃	蘇子	破古紙	楡根白皮	白茯苓	登心	烏梅	元肉	杏仁
1	1	1	1	3	3	1	2	0.5	2	1	2	1	1	2알	1	1.5

久咳																				
桑白皮	地骨皮	紫菀	馬兜鈴	當歸	川芎	陳皮	半夏	破古紙	瓜蔞仁	杏仁	白芥子	阿膠珠	薏苡仁	枸杞子	人蔘	白朮	熟地黃	山茱萸	五味子	甘草
2	2	1	1	1	1	1	1	1	1	1	1	1	1	1	1	1	1	1	1	1

9. 胸痛, 胸悶症

左側胸痛, 右側氣道胸悶症, 出血

桑白皮	地骨皮	紫菀	枯白礬	玄蔘	白朮	陳皮	青皮	半夏	白茯苓	當歸	川芎	乾薑	肉桂	枳實	厚朴	白豆寇	杏仁	桔梗	五味子	瓜蔞仁	麥門冬
1.5	1.5	1	1	1	1.5	1	1	1	1	2	1.5	1	1	1	1	1	1.5	1	1	1	1.5

山查	熟地黃	破古紙	蔓蔘	黃芪	艾葉	貝母	百合
1	1	1	1	2	2	1.5	1.5

右側胸悶症, 肺出血, 氣管支出血

桑白皮	地骨皮	紫菀	枯白礬	玄蔘	白朮	陳皮	青皮	半夏	當歸	川芎	乾薑	肉桂	枳實	厚朴	檳榔	杏仁	瓜蔞仁	麥門冬	枳殼	桔梗	五味子
1.5	1.5	1	1	1	1.5	1	1	1	2	1.5	1	1	1	1	1	1.5	1	1	1.5	1.5	1

山查	破古紙	蔓蔘	黃芪	艾葉	魚腥草	三白草	枳殼	桔梗	旱蓮草	三七根	貝母	百合
1	1	1	2	2	1	1	1.5	1	2	1	1	1.5

10. 皮膚痒, 濕疹

全身痒, 久咳

沙蔘	柴胡	前胡	羌活	枳殼	桔梗	川芎	赤茯苓	獨活	桑白皮	地骨皮	紫菀	金銀花	貝母	荊芥	防風	蘇葉	半夏	當歸	葛根	陳皮	百合
1	1	1	1	1.5	1.5	1	1	1	1.5	1.5	1	0.5	1	1	1	1.5	1	1.5	1	1	1.5

蘇子	大黃	五味子	麥門冬	白茯苓	枯白礬	玄蔘	天花粉	瓜蔞仁	蔴黃	白鮮皮	枳椇子	熟地黃	杏仁
2	0.8	1	1	1	1	1	2	3	0.5	1	1	1	1.5

面濕疹

滑石	黃芩	桔梗	防風	川芎	薄荷	當歸	白芍	大黃	連翹	荊芥	白朮	梔子	生地黃	苦蔘	甘草	沙蔘	白殭蠶	藿香	白茯苓	陳皮	蟬退
1	1.5	1	1	1	1	1	1	1	1	1	1	1	1	4	1	1	1	2	1	1	1

羌活	厚朴	金銀花	浮萍草	白鮮皮	枳椇子	桂皮
1	1	1.5	1	1.5	1.5	1.5

手足部 濕疹														
蒼朮	樺皮	枳實	防風	檳榔	枳殼	麥門冬	荊芥	木通	葛根	薄荷	生地黃	登心	牛蒡子	升麻	甘草
2	2	1	1	1	1	1	1	1	1	1	1	1	1	1	1

11. 鼻孔乾燥, 生瘡腫痛

肺火盛하여 鼻孔이 乾燥하고 生瘡腫痛한다								
黃芩 (酒洗)	梔子 (酒洗)	桔梗	赤芍	桑白皮	麥門冬	荊芥	連翹	甘草
1	1	1	1	1	1	1	1	0.3

12. 胎熱

胎熱																			
荊芥	防風	當歸	生地黃	苦蔘	蒼朮	蟬退	胡麻仁	牛蒡子	知母	石膏	甘草	木通	秦艽	紫草	金銀花	日黃連	梔子	白花蛇舌草	虎杖根
1	1	1	1	1	1	1	1	3	1	2	0.5	0.5	2	2	3	1	0.8	1	2

기관지 虛→ 紫菀 1錢, 款冬花 1錢, 白薇 1錢

梅毒 → 卷柏 1錢, 土茯苓 3錢, 虎杖골 2錢

痒 → 枳椇子 1錢, 白鮮皮 1錢

消化不良 → 茵蔯 1錢, 蘿葍子 1錢

皮膚熱 → 魚腥草 1錢, 黃芩 1錢

胎熱																					
荊芥	防風	當歸	生地黃	苦蔘	蒼朮	蟬退	胡麻仁	牛蒡子	知母	石膏	甘草	木通	秦艽	紫草	金銀花	日黃連	梔子	白花蛇舌草	虎杖根	土茯苓	紫菀
1	1	1	1	1	1	1	1	2	1	2	0.5	0.5	2	2	3	1	0.8	1	2	3	1
茵蔯	蘿葍子	魚腥草	枳椇子	白鮮皮	卷柏	登心	烏梅	元肉	款冬花	白薇											
1	1	1	1	1	1	1	2알	1	1	1											

13. 咽喉痒

咽喉痒																						
桔梗	山豆根	生地黃	玄蔘	牛蒡子	梔子	黃芩	日黃連	防風	荊芥	薄荷	連翹	麥門冬	甘草	桑白皮	地骨皮	紫菀	當歸	川芎	陳皮	半夏	破古紙	瓜蔞仁
3	3	2	2	2	1	1	1	1	1	1	1	1	1	2	2	1	1	1	1	1	1	1

杏仁	白芥子	阿膠珠	枸杞子	沙蔘	白朮	熟地黃	山茱萸	五味子	薏苡仁
1	1	1	1	1	1	1	1	1	1

咽喉腫痛										
金銀花	玄蔘	熟地黃	山豆根	桔梗	枳殼	白殭蠶	荊芥	防風	連翹	日黃連	甘草
3	3	2	2	0.7	0.7	0.7	0.7	0.7	0.7	0.7	0.7

咽喉炎, 扁桃腺炎																						
沙蔘	白朮	白茯苓	甘草	熟地黃	白芍	川芎	當歸	黃芪	肉桂	香附子	遠志	貝母	夏枯草	敗醬根	前胡	白薇	款冬花	南星	薏苡仁	山查	桑白皮	地骨皮	紫菀
1	1	1	1	1	1	1	1	1	1	1.5	1	1	6	1	1	1	1	1	3	1	2	2	1

14. 變聲

聲啞, 咽喉痛

桑白皮	地骨皮	熟地黃	白朮	陳皮	半夏	白茯苓	當歸	乾薑	肉桂	山查	枳實	貢砂仁	白豆寇	甘草	射干	山豆根	桔梗	杏仁	瓜蔞仁	麥門冬	五味子
1.5	1.5	1	1.5	1	1	1	1.5	1	1	1	1	1	1	1	1	1.5	1.5	1	1	1	3

破古紙	菟絲子	覆盆子	黃芪	蔓蔘	紫菀	訶子肉	貝母	枳殼
1	1	1	1	1	1	1.5	1	1.5

疲勞變聲

熟地黃	山豆根	白芍	當歸	川芎	黃芪	桔梗	桂枝	遠志	石菖蒲	五味子	麥門冬	訶子肉	甘草
3	3	2	2	2	2	1	1	1	1	1	1	1	1

咳가 심해서 쉰 목소리가 남

人蔘	陳皮	貝母	半夏	白茯苓	桑白皮	知母	枳殼	五味子	杏仁	麥門冬	地骨皮	款冬花	日黃連	甘草	山豆根
1	2	2	2	2	2	2	2	2	2	2	2	0.5	0.5	0.5	1

15. 耳下腺炎

發熱, 惡寒, 頭痛													
金銀花	牛房子	連翹	玄蔘	桔梗	射干	柴胡	羌活	獨活	荊芥	防風	赤茯苓	薄荷	甘草
2	2	2	2	1.5	1.5	1	1	1	1	1	1	1	1

腮腫														
金銀花	桔梗	遠志	荊芥	防風	黃芩	白芷	蘇葉	川芎	赤茯苓	牛房子	薄荷	日黃連	栀子	甘草
3	3	1.5	1.5	1.5	1.5	1	1	1	1	1	1	1	1	1

耳下腺炎																							
沙蔘	白朮	白茯苓	甘草	熟地黃	白芍	川芎	當歸	黃芪	肉桂	香附子	遠志	貝母	夏枯草	敗醬根	前胡	白薇	款冬花	南星	薏苡仁	山查	桑白皮	地骨皮	紫菀
1	1	1	1	1	1	1	1	1	1	1.5	1	1	6	1	1	1	1	1	1	1	3	2	1

16. 連珠瘡(淋巴腺腫)

甲狀腺, 咽喉痛, 淋巴腺炎				
大黃	黑丑	斑猫	黃栢	斑猫는 去頭足하여 참쌀에 볶아서 노르스름하게 한다. 綠豆大로 2-3個月 服用 大人 5-6알, 6세 이하 小兒 1回 2알 1日 3回 服用
1냥	2냥	2냥	1냥	

淋巴腺炎, 乳癌							
熟地黃	鹿角膠	白芥子	乾薑(炒黑)	肉桂	麻黃	甘草	貝母
10	3	1	1	1	1	1	5

乳癌에 加 貝母 5錢
酒水相半煎

17. 무사마귀, 濕疹

무사마귀, 腫瘡												
夏枯草	薏苡仁	甘草	白朮	白芍	柴胡	當歸	麥門冬	香附子	薄荷	穿山甲	蒼耳子	山査
6	6	1	1	1	1	1	1	1	1	0.5	3	1

手足部　濕疹															
蒼朮	樺皮	枳實	防風	檳榔	枳殼	麥門冬	荊芥	木通	葛根	蘇葉	生地黃	登心	牛蒡子	升麻	甘草
2	2	1	1	1	1	1	1	1	1	1	1	1	1	1	1

무사마귀, 濕疹													
荊芥	防風	牛蒡子	石膏	浮萍草	當歸	生地黃	苦蔘	蒼朮	連翹	知母	木通	升麻	蟬退	甘草
2	2	2	0.5	1	1	1	1	1	1	1	1	1	0.5	0.5

18. 補肺

肺心補																					
夏枯草	桑白皮	地骨皮	紫菀	枯白礬	玄蔘	白朮	陳皮	靑皮	半夏	白茯苓	當歸	川芎	乾薑	肉桂	山查	枳實	厚朴	貢砂仁	白豆寇	杏仁	桔梗
2	1	1.5	1	1	1	1.5	1	1	1	1	2	1.5	1	1	1	1	1	1	1	1	1
五味子	貝母	連翹	薄荷	黃芪	菟絲子	覆盆子	白茯神	元肉	瓜蔞仁	麥門冬											
1	1	1	3	1.5	1	1	2	1	1	1											

補肺																				
桑白皮	地骨皮	熟地黃	白朮	陳皮	半夏	白茯苓	當歸	乾薑	肉桂	山查	枳實	貢砂仁	白荳蔲	桔梗	枳殼	杏仁	瓜蔞仁	麥門冬	五味子	貝母	百合
1.5	1.5	1	1.5	1	1	1	1.5	1	1	1	1	1	1	1	1	1.5	3	1	1	1	1.5
菟絲子	黃芪	山查	蔓蔘	紫菀	馬兜鈴	破古紙	覆盆子	便秘者 加함													
1	2	1	1	1	1	1	1														

補肺																					
桑白皮	地骨皮	紫菀	馬兜鈴	枯白礬	玄蔘	白朮	陳皮	靑皮	半夏	白茯苓	當歸	川芎	乾薑	肉桂	枳實	厚朴	檳榔	桔梗	瓜蔞仁	麥門冬	五味子
1.5	1.5	1	1	1	1	1.5	1.5	1	1	1	2	1.5	1	1	1	1	1	1	1	1	1
山査	菟絲子	覆盆子	熟地黃	貢砂仁	黃芪	破古紙	薄荷	艾葉	貝母	百合	便泄者 加함										
1	1	1	1	1	1.5	1	3	2	1	1.5											

19. 肺와 心臟 補

心肺를 補																					
夏枯草	桑白皮	地骨皮	紫菀	枯白礬	玄蔘	白朮	陳皮	靑皮	半夏	白茯苓	當歸	川芎	乾薑	肉桂	山査	枳實	厚朴	貢砂仁	白豆蔻	杏仁	桔梗
2	1.5	1.5	1	1	1	1.5	1	1	1	1	2	1.5	1	1	1	1	1	1	1	1	1
五味子	貝母	連翹	薄荷	黃芪	菟絲子	覆盆子	白茯神	元肉	瓜蔞仁	麥門冬											
2	2	1	3	1.5	1	1	2	1	1												

20. 喉頭炎

喉頭炎								
生地黃	玄蔘	麥門冬	牧丹皮	貝母	白芍	薄荷	甘草	喉頭가 腫甚者는 石膏 4錢 大便 便秘者는 玄明粉 2錢 面赤 身熱 金銀花 4錢, 連翹 2錢
1双	8	6	3	4	4	2	2	眼悶花는 神麴, 山查 2錢 小便短赤者 澤瀉, 知母 2錢 燥渴者는 天花粉 2錢

21. 喉頭結核

喉頭 結核										
麥門冬	蓮子肉	桔梗	甘草	當歸	車前子	防風	蔓荊子	生地黃	沒藥	枯白礬
5	5	3	3	2	2	1	1	1	1	1

22. 鼻不聞香臭

鼻塞으로 不聞香臭												
黃芪	羌活	獨活	蒼朮	防風	升麻	葛根	甘草	麻黃	川椒	白芷	蓽撥	薄荷	荊芥
2	1	1	1	1	1	1	0.7	0.7	0.5	0.5	0.5	0.5	0.5

23. 亡陽症(自汗不止, 多汗)

全身 多汗

黃芪	當歸身	麥門冬	五味子	竹茹	砂仁	烏梅	元肉	艾葉
3兩	2兩	1兩	3	1	1	2알	1	2

陰虛盜汗, 腎虛盜汗

黃芪	當歸	熟地黃	生地黃	白芍藥	白朮	白茯苓	黃栢	知母	陳皮	人蔘	防風	黃芩	牧丹皮	日黃連	甘草
3	2	2	2	2	2	1	1	1	1	1	1	1	1	0.5	0.5

偏身多汗症

桂枝	黃芩	白芍藥	防風	人蔘	白朮	當歸	甘草	陳皮	柴胡	升麻	乾地黃	麥門冬	澤瀉
2	3	1	1.5	1	1	1	1	0.5	0.5	0.5	0.5	0.5	0.5

頭汗											
黃芪	白茯神	當歸	酸棗仁	蔓蔘	白朮	白芍	生地黃	麥門冬	日黃連	山查	三七根
3	2	2	2	2	2	1	1	1	1	1	1

24. 手足掌汗出

手足掌汗出										
半夏	白茯苓	白朮	白芍	人蔘	當歸	熟地黃	白附子	川烏	牡蠣	甘草
3	3	2	2	2	1.5	1.5	1	1	1	1

手足掌汗出				
防風	黃芪	黃芩	日黃連	黃栢
4	4	1	1	1

25. 噴嚏

噴嚏，鼻塞														
蒼朮	葛根	黃芪	羌活	獨活	藁本	升麻	防風	川芎	白芷	木通	細辛	麻黃	薄荷	甘草
2	2	1	1	1	1	1	1	1	1	1	0.7	0.7	0.7	0.7

鼻塞													
防風	羌活	藁本	升麻	葛根	川芎	蒼朮	黃芪	石菖蒲	白芷	麻黃	川椒	細辛	甘草
1	1	1	1	1	1	1	1	1	0.5	0.5	0.5	0.5	0.5

鼻炎，眼鼻痒													
黃芪蜜炙	人蔘	白朮	甘草	當歸	陳皮	升麻	柴胡	辛夷花	麥門冬	梔子	訶子肉	榆根白皮
2	4	1	1	1	1	0.4	0.4	1.5	1	1	1	0.5

133

26. 橫隔膜 痙攣

陳皮	半夏	白朮	白茯苓	丁香	柿蒂	日黃連	神麯	香附子	竹茹	甘草	白芷	藥物에 의한 딸꾹질
1	1	1	1	0.5	1.5	1	1	1	1	1	5	

桔梗	陳皮	枇杷葉	檳榔	白茯苓	桂枝	小茴香	破古紙	白蘆根	橫隔膜 痙攣, 딸꾹질
2	2	1	1	1	1	1	1	1	

27. 多種 頭痛

頭眩, 惡心, 頭痛, 頭重													
半夏	陳皮	赤茯苓	麥芽	白朮	天麻	神麯	蒼朮	黃芪	白茯苓	人蔘	澤瀉	乾薑	葛根
3	2	2	2	1	1	1	1	1	1	1	0.7	0.7	0.7

右側 頭痛											
羌活	防風	黃芩	柴胡	梔子	薄荷	半夏	陳皮	赤茯苓	甘草	日黃連	川芎
5	5	1	1	1	1	1	1	1	1	1	1

左側 頭痛, 午後에 痛甚

熟地黃	當歸	川芎	白芍	半夏	陳皮	赤茯苓	蔓荊子	荊芥	防風	白芷	細辛	甘草
2	2	2	1	1	1	1	1	1	1	1	1	1

頭重, 頭眩, 後頭痛

川芎	熟地黃	山藥	山茱萸	白茯苓	牧丹皮	澤瀉	桂皮	柴胡	甘草	
5	4	2	2	1	1	1	1	1	1	

眉稜骨痛

柴胡	白芍	香附子	當歸	白茯苓	白朮	梔子	連翹	半夏	陳皮	白芷	川芎	甘草	薄荷
3	3	2	2	2	1	1	1	1	1	1	1	1	1

風寒痛

羌活	麻黃	附子	乾薑	黃芪	防風	升麻	白芷	黃栢	細辛	藁本	白附子	蓽撥	甘草
0.7	0.7	0.7	0.7	0.7	0.7	0.7	0.7	0.7	0.7	0.7	0.7	0.7	0.7

28. 肺水腫

肺水腫，肝硬化																				
白朮	陳皮	半夏	厚朴	蘿蔔子	木香	檳榔	枳實	山查	草果	金銀花	黃芩	牧丹皮	枳殼	黃芪	大腹皮	澤瀉	藿香	栀子	茵蔯	玄胡索	甘草
2	1.5	1	1	1.5	1	1	1	1	1	0.5	0.5	0.6	0.8	1.2	1	1.7	1.5	0.4	2	0.5	1

大黃	枯白礬	白芍	柴胡
0.3	0.4	1	1.2

29. 肺膿瘍

喀痰出血，口臭膿甚																
金銀花	桔梗	蒲公英	榆白皮	天花粉	貝母	瓜蔞仁	薏苡仁	當歸	桑白皮	地骨皮	枳殼	黃芪	防風	杏仁	甘草	百合
3	2	2	2	2	1.5	1	1	1	1.5	1.5	0.8	0.8	0.8	0.8	0.8	0.8

30. 鼻塞

防風	羌活	藁本	升麻	葛根	川芎	蒼朮	黃芪	石菖蒲	白芷	麻黃	川椒	細辛	甘草	不聞香臭
1	1	1	1	1	1	1	1	1	0.5	0.5	0.5	0.5	0.5	

乾地黃	赤茯苓	玄蔘	梔子	鼻乾
10	8	8	1	

鼻塞, 鼻乾																				
滑石	甘草	黃芩	桔梗	防風	川芎	薄荷	當歸	赤芍	大黃	麻黃	連翹	荊芥	白朮	梔子	蒼耳子	辛夷花	升麻	草龍膽	山查	日黃連
1.5	1	1	0.7	0.5	0.5	0.5	0.5	0.5	0.5	0.5	0.5	0.5	0.3	0.3	1	0.5	0.3	0.5	1	0.5

31. 肺血症

肺血症, 死症											
荊芥	甘草	人蔘	白茯苓	白殭蠶	川芎	防風	藿香	蟬退	羌活	厚朴	陳皮
1	1	0.5	0.5	0.5	0.5	0.5	0.5	0.5	0.5	0.3	0.3

6장

肝膽疾患의 治法, 症狀, 處方

1. 肝機能 虛弱

간의 GOT, GPT의 수치가 높을 때

桂枝	蘿葍子	茵蔯	白芍	蒼朮	陳皮	甘草	枳殼	白鮮皮	薑黃	木香	山查	白豆蔲	肉荳蔲	蔓蔘	艾葉	川芎	草果	靑皮	大腹皮	雞內金	烏賊骨
2.5	2.5	1.5	1	2	1	1	1	1	1	1	1	1	1	2	2	1	1	1	1.5	1	1.5

玄胡索	沒藥	旱蓮草	靑古	穀精草	藿香
1.2	1.3	2	0.5	1.5	5

肝機能 虛弱

桂枝	蘿葍子	茵蔯	白芍	薑黃	川芎	蒼朮	陳皮	枳殼	木香	白鮮皮	白芥子	當歸尾	白芷	威靈仙	黃栢	羌活	南星	桂皮	紅花	山查	神麴	麥芽
3	3	2	1	1	1	2	1	1	1	1	1	2.5	1	2	1	1	1	1	1	1	1	1

烏賊骨	玄胡索	沒藥	乳香
1.3	1.2	1.3	2

2. 肝炎

A型 肝炎, 急性肝炎

茵蔯	蒲公英	小薊根	澤蘭	鬱金	大棗	車前子	滑石	丹蔘	甘草
8	3	3	3	3	4개	5	3	3	1

B型 肝炎, 肝硬化症

茵蔯	柴胡	黃芩	日黃連	梔子	木通	車前子	澤瀉	赤茯苓	枸杞子	草龍膽	貢砂仁	甘草
5	3	3	0.7	0.7	0.7	0.7	0.7	0.7	0.7	0.7	0.7	0.7

C型 肝炎, B型 肝炎

桂枝	蘿葍子	茵蔯	白芍	蒼朮	陳皮	甘草	枳殼	白鮮皮	薑黃	木香	山査	白豆蔲	肉荳蔲	艾葉	蔓蔘	川芎	草果	青皮	大腹皮	雞內金	烏賊骨
2.5	2.5	1.5	1	2	1	1	1	1	1	1	1	1	1	2	2	1	1	1	1.5	1	1.5

玄胡索	沒藥	旱蓮草	青皮	穀精草	藿香
1.2	1.3	2	0.5	1.5	5

肝炎回復期							
白芍	白茯苓	當歸	陳皮	柴胡	玄蔘	梔子	甘草
5	3	2	2	2	2	2	1

3. 肝硬化

肝硬化甚者, 肝硬化로 因한 腹水者																							
白朮	陳皮	半夏	厚朴	蘿葍子	木香	檳榔	枳實	山査	梔子	金銀花	黃芩	牧丹皮	皂角刺	黃芪	大腹皮	澤瀉	藿香	茵蔯	玄胡索	大黃	枯白礬	柴胡	甘草
2	1.5	1	1	1.5	1	1	1	1	0.4	0.5	0.5	0.6	0.8	1.2	1	1.7	1.5	2	0.5	0.3	0.4	1.2	1

肝硬化로 因한 腹水 末期																					
蒼朮	甘草	陳皮	白茯苓	木通	當歸	厚朴	黃芩	升麻	麥芽	藿香	大腹皮	澤瀉	葛根	良薑	木香	蘿葍子	枳實	檳榔	山査	神麴	金銀花
1.7	1	1.8	1	1.5	1	1	0.3	0.6	1	1.5	1.2	2.5	1.8	0.7	1	1.5	0.8	0.5	1.2	0.8	1
草果	梔子	大黃	麻子仁	蘇子																	
0.8	0.3	0.4	0.3	0.3																	

4. 右側肋下腫瘍, 膽囊炎

肝硬化													
白芍	當歸	雞內金	香附子	蘇葉	厚朴	玄胡索	澤瀉	川芎	木香	薑黃	柴胡	梔子	甘草
5	1.5	1.5	1.5	1.5	1.5	1	1	1	1	1	1	1	1

白芍	蒼朮	山查	枳實	沒藥	白芷	厚朴	陳皮	半夏	赤茯苓	藿香	香附子	玄胡索	木香	甘草
5	2	2	2	1.5	1.5	1	1	1	1	1	1	1	1	1

小便赤澁 黃栢, 黃疸 茵蔯 5錢
胸悶胸滿 蘿葍子, 白茯苓
酒傷 葛根, 麥芽

膽囊炎, 口乾, 右側 肋下腫瘍																					
白朮	陳皮	半夏	厚朴	蘿葍子	木香	枳實	檳榔	山查	麥芽	草果	梔子	金銀花	柴胡	黃芩	牧丹皮	皁角刺	黃芪	甘草	澤瀉	大腹皮	白芍
1.7	1.5	1	1	1.5	1	1.2	0.5	1.2	1.2	0.7	0.4	1.5	1.2	0.5	0.6	0.8	1	1	1.7	1	1

藿香	茵蔯	玄胡索	大黃	枯白礬	蓬朮
1.5	1	0.5	0.5	0.4	0.4

5. 肝癌, 全身關節痛

金銀花	當歸	川芎	陳皮	玄胡索	柴胡	黃芩	天花粉	連翹
5	2	2	2	2	2	1	1	1

肝癌에 桑寄生을 加

左右 足關節痛																						
白朮	陳皮	半夏	厚朴	蘿葍子	良薑	檳榔	枳實	山査	神麯	麥芽	草果	梔子	金銀花	黃芩	牧丹皮	皂角刺	黃芪	大腹皮	澤瀉	藿香	茵蔯	葛花
2	1.5	1	1	1.5	0.7	1	1	1	1	1	1	0.4	0.5	0.5	0.6	0.8	1.2	1.2	1.7	1.5	2	1.8

玄胡索	車前子	白芍	柴胡	枯白礬	麥芽
0.5	1.5	1	1.2	0.4	2

6. 黃疸

肝臟炎으로 인한 黃疸, 肝디스토마로 인한 黃疸													
茵蔯	澤瀉	豬苓	赤茯苓	白朮	枳殼	桔梗	藿香	山査	蘿蔔子	三稜	蓬朮	靑皮	大腹皮
5	2	2	2	2	1	1	1	1	1	0.7	0.7	0.7	0.7

黃疸														
茵蔯	赤茯苓	豬苓	澤瀉	日黃連	黃芩	梔子	防己	白朮	蒼朮	陳皮	靑皮	枳實	貢砂仁	香附子
5	2	2	2	1	1	1	1	1	1	1	1	1	1	1

黃疸																		
茵蔯	蒼朮	葛根	白茯苓	豬苓	澤瀉	靑皮	神麯	厚朴	陳皮	甘草	桂枝	蘿蔔子	白芍	薑黃	大黃	梔子	木通	車前子
3	2	2	2	1	1	1	1	1	1	0.5	2	2	0.8	1	1	1	1	1

7. 膽石症

膽石症														
柴胡	黃芩	澤瀉	枳實	人蔘	半夏	木通	草龍膽	靑皮	陳皮	白朮	麥芽	貢砂仁	甘草	大黃
3	2	2	2	1	1	1	1	1	1	1	1	1	1	1

8. 脂肪肝

桂枝	蘿葍子	茵蔯	白芍	薑黃	川芎	蒼朮	陳皮	枳殼	木香	白芥子	白鮮皮	甘草	當歸尾	白芷	威靈仙	黃栢	南星	羌活	桂皮	紅花	烏賊骨
3	3	2	1	1	1	2	1	1	1	1	1	1	2.5	1	2	1	1	1	1	1	1.5

玄胡索	沒藥	山査	乳香	脂肪 제거 - 烏梅, 柴胡, 川芎, 葛根 加
1.2	1.3	1	2	

肝機能으로 面기미

桂枝	蘿葍子	茵蔯	白芍	蒼朮	陳皮	甘草	枳殼	白鮮皮	薑黃	木香	山查	白豆蔲	肉荳蔲	蔓蔘	艾葉	川芎	草果	靑皮	大腹皮	雞內金	烏賊骨
2.5	2.5	1.5	1	2	1	1	1	1	1	1	1	1	1	2	2	1	1	1	1.5	1	1.5

旱蓮草	靑蒿	穀精草	藿香	烏藥	白芷	白殭蠶	桔梗	葛根	玄胡索	沒藥
2	0.5	1.5	5	2	1	1	1	1	1.2	1.3

便秘로 面기미

白朮	陳皮	厚朴	蘿葍子	木香	檳榔	枳實	山查	神麴	麥芽	烏賊骨	玄胡索	沒藥	雞內金	日黃連	白豆蔲	肉荳蔲	艾葉	蘇葉	藿香	烏梅	麻子仁
2	1	1	3	1	1	1	1	1	3	1.5	1.2	1.3	1	0.5		1	3	1.5	5	2알	0.5

蘇子	大黃	白芍	旱蓮草	小茴香	甘草
0.5	0.5	1.5	1.5	2	1

胃痛으로 因한 面기미																					
白朮	陳皮	厚朴	蘿蔔子	木香	檳榔	枳實	山査	神麯	麥芽	烏賊骨	玄胡索	沒藥	日黃連	白豆蔲	肉豆蔲	艾葉	蘇葉	藿香	旱蓮草	白芍	小茴香
2	1	1	3	1	1	1	1	1	1	1.5	1.2	1.3	0.5	1	1	3	1.5	5	1.5	1	2

枯白礬	玄之草	三七根	甘草
0.5	1	1	1

10. 여드름

肝性 여드름																					
桂枝	蘿蔔子	茵蔯	白芍	蒼朮	陳皮	甘草	枳殼	白鮮皮	薑黃	木香	白豆蔲	肉豆蔲	蔓蔘	艾葉	川芎	草果	青皮	大腹皮	蘇葉	山査	雞內金
2.5	2.5	1.5	1	2	1	1	1	1	1	1	1	1	2	2	1	1	1	0.5	1.5	1	1

烏賊骨	玄胡索	沒藥	旱蓮草	青蒿	白茯神	元肉	烏藥	白芷	白殭蠶	桔梗	葛根	藿香	菟絲子	覆盆子
1.5	1.2	1.3	2	1	2	1	2	1	1	1	5	1	1	

頭面生瘡癧, 清上焦熱하고 除瘡癧, 面生諸病															
升麻	防風	連翹	白芷	桔梗	黃芩	川芎	荊芥	梔子	日黃連	枳殼	薄荷	白附子	天麻	石膏	甘草
2	2	2	1	1	1	1	1	1	1	1	1	1	1	1	1

子宮으로 인한 面下部蒼																						
桂枝	白茯苓	牧丹皮	桃仁	白芍	薏苡仁	金銀花	土茯苓	益母草	蒼朮	陳皮	甘草	枳殼	白鮮皮	薑黃	木香	白豆蔻	肉豆蔻	川芎	草果	靑皮	蘇葉	大腹皮
2.5	1	1	1	1	2	1	1	1.5	2	1	1	1	1	1	1	1	1	1	1	1	1.5	0.5
烏賊骨	玄胡索	沒藥	旱蓮草	靑蒿	知母	黃栢	蘿葍子	茵蔯	雞內金													
1.5	1.2	1.3	1.2	1	0.3	0.3	3.5	1.5	1													

11. 目痛

目痛, 左側 偏頭痛																	
烏藥	陳皮	白芷	枳殼	白乾蠶	桔梗	葛根	羌活	熟地黃	當歸	川芎	白芍	木賊	夏枯草	荊芥	防風	白蒺藜	甘菊
3	1	1	1	1	1	1	1.5	1.3	1.3	1.3	1.3	1.3	1.3	1	1	1	1.5

12. 白內障

<table>
<tr><td colspan="23">目絲鍾感, 眼疲勞</td></tr>
<tr><td>桂枝</td><td>蘿藭子</td><td>茵蔯</td><td>白芍</td><td>蒼朮</td><td>陳皮</td><td>甘草</td><td>枳殼</td><td>白鮮皮</td><td>艾葉</td><td>木香</td><td>山查</td><td>白豆蔻</td><td>肉豆蔻</td><td>蔓蔘</td><td>薑黃</td><td>川芎</td><td>草果</td><td>青皮</td><td>蘇葉</td><td>大腹皮</td><td>雞內金</td><td>烏賊骨</td></tr>
<tr><td>2.5</td><td>2.5</td><td>1.5</td><td>1</td><td>2</td><td>1</td><td>1</td><td>1</td><td>1</td><td>1</td><td>1</td><td>1</td><td>1</td><td>1</td><td>2</td><td>2</td><td>1</td><td>1</td><td>1</td><td>1.5</td><td>0.5</td><td>1</td><td>1.5</td></tr>
</table>

沒藥	旱蓮草	青蒿	藿香	菟絲子	覆盆子	甘菊	羌活	烏藥	白芷	白殭蠶	桔梗	葛根	小茴香	玄胡索
1.3	2	1.5	3	1.5	1.5	1	1	2	1	1	1	1	1	1.2

<table>
<tr><td colspan="17">肝不足, 風熱上攻</td></tr>
<tr><td>蒼朮</td><td>草決明</td><td>大黃</td><td>川芎</td><td>細辛</td><td>牛蒡子</td><td>甘菊</td><td>防風</td><td>白蒺藜</td><td>荊芥</td><td>蔓荊子</td><td>玄蔘</td><td>木賊</td><td>黃芩</td><td>梔子</td><td>甘草</td><td>枸杞子</td></tr>
<tr><td>2</td><td>1</td><td>1</td><td>1</td><td>1</td><td>1</td><td>1</td><td>1</td><td>0.7</td><td>0.7</td><td>0.7</td><td>0.7</td><td>0.7</td><td>0.7</td><td>0.7</td><td>0.7</td><td>2</td></tr>
</table>

13. 網膜炎

상이 찌그러지다																					
烏藥	陳皮	川芎	白芷	枳殼	白殭蠶	桔梗	葛根	蘇葉	藿香	半夏	白茯苓	枳實	白朮	黃芩	羌活	沙蔘	南星	防風	細辛	梔子	釣鈎藤
2.5	2	1	1	1	1	1	1	1.5	1	2	2	1.5	1.5	1	1	1	1	1	0.5	1	1

山查	甘草	乾薑(炒黑)	荊芥(炒黑)
2	2	2	2

14. 目淚

目淚																					
桑白皮	甘菊	金銀花	防風	當歸	赤芍	日黃連	羌活	桂枝	蘿蔔子	茵蔯	白芍	蒼朮	陳皮	甘草	枳殼	白鮮皮	薑黃	木香	枸杞子	巴戟	沒藥
1.5	1.5	1	1	1	1	1	1.5	2.5	2.5	1.5	1	1.5	1	1	0.8	0.8	0.8	0.8	1	1	1.3

肉菝蓉	菟絲子	覆盆子	烏賊骨	玄胡索
1	1	1	1.5	1.2

流涙不止															
熟地黃	當歸	川芎	白芷	枸杞子	甘菊	防風	山茱萸	枸杞子	羌活	柴胡	梔子	甘草	登心	烏梅	元肉
2.5	2.5	2.5	2.5	1	1	1	1	1	1	1	1	1	1	2알	1

15. 眼下灰黑包

눈 밑에 黑包										
半夏	連翹	大黃	芒硝	甘草	薄荷	黃芩	梔子	竹葉	陳皮	赤茯苓
2	2	1	1	1	0.5	0.5	0.5	0.7	1	1

16. 結膜炎

眼赤腫痛																	
決明子	當歸	川芎	白芍	乾地黃	草龍膽	防風	防己	梔子	白茯苓	木賊	黃芩	柴胡	日黃連	荊芥	羌活	白尤	甘草
2	2	2	1.5	1.5	1.5	1	1	1	1	1	1	1	0.5	0.5	1	1	0.5

17. 目眩

肝經鬱火로 婦人怒氣												
白芍	乾地黃	白朮	赤茯苓	陳皮	半夏	草龍膽	柴胡	日黃連	梔子	牧丹皮	白豆寇	甘草
3	3	1	1	1	1	1	1	0.7	0.7	0.7	0.7	0.7

婦人 神經 쓰면 氣鬱, 胸煩, 頭痛, 不飮食, 目眩, 口苦, 手足麻痺												
白芍	香附子	當歸	白朮	白茯苓	陳皮	人蔘	柴胡	梔子	牧丹皮	薄荷	竹茹	甘草
3	3	2	2	2	1	1	1	1	1	1	1	1

18. 雀目

日暮이 되면 눈이 어두워 보이지 않는다											
枸杞子	白何首烏	決明子	肉桂	石菖蒲	桼椒	甘菊	甘草	熟地黃	當歸	川芎	白芍
3	2	2	1	1	1	1	1	3	3	3	3

19. 怕日羞明

밝은 곳에서는 눈을 뜨지 못한다									
熟地黃	當歸	白芍	麥門冬	苡仁	山茱萸	甘菊	五味子	柴胡	甘草
5	5	2.5	2.5	2.5	2	1	0.7	0.7	0.7

20. 眼目昏暗常見黑花

冷淚																		
黃栢	知母	熟地黃(酒洗)	乾地黃(酒洗)	天門冬	麥門冬	山茱萸	甘菊	枸杞子	牛膝	人蔘	當歸	五味子	菟絲子	白茯神	山藥	澤瀉	牧丹皮	白豆寇
2刄반	2刄반	2刄	2刄	2刄	2刄	2刄	2刄	2刄	1刄	1刄	1刄	1刄	1刄	1刄	1刄	1刄	1	3

21. 視力不足

不能近視										
熟地黃	天門冬	山藥	山茱萸	枳殼	甘菊	白茯苓	草決明	枸杞子	靑箱子	白蒺藜
4刄	4刄	1刄	1刄	1刄	1刄	1刄	1刄	1刄	1刄	1刄

不能遠視							
巴戟	熟地黃	菱蕤仁	山茱萸	麥門冬	枸杞子	五味子	肉桂
5	2.5	2.5	1.5	1.5	1.5	0.8	0.5

白茯神	白茯苓	人蔘	遠志	石菖蒲	朱砂	草決明	石決明	甘菊	枸杞子	白蒺藜	靑箱子
3刄	3刄	3刄	2刄	2刄	1刄	1刄	1刄	1刄	1刄	1刄	1刄

上記藥을 蜜丸梧子大로
不能遠視에 사용. 每 50丸

22. 瞳孔散大

瞳孔散大												
當歸尾	草決明	石菖蒲	防風	蔓荊子	甘菊	梔子	郁李仁	甘草	車前子	夏枯草	香附子	眞犀角
1.5	1	1	1	1	1	1	1	1	1	1	1	0.5

瞳孔散大										
熟地黃	白芍	山茱萸	地骨皮	日黃連	人蔘	五味子	甘草	柴胡	陳皮	黃栢
5	5	2.5	2.5	1.5	1.5	0.5	0.5	0.4	0.3	0.3

23. 頭痛, 女子火病

男子가 화를 잘 낼 때																				
桂枝	蘿藋子	茵蔯	白芍	川芎	蒼朮	陳皮	灸甘草	枳殼	白鮮皮	薑黃	木香	烏藥	白芷	桔梗	葛根	山查	白殭蠶	黃芩	防風	細辛
3	3	2.5	1	1	2	1	1	1	1	1	0.8	2.5	1	1	1	1	1	1.5	1	0.3

甘菊	蔓荊子	烏賊骨	玄胡索	沒藥	白豆蔲	肉豆蔲	當歸	麥門冬	羌活	獨活
1	1.5	1.5	1.2	1.3	1	1	1	1	1	1

前頭痛, 惡心, 生理痛

桂枝	蘿藭子	茵蔯	白芍	川芎	蒼朮	陳皮	灸甘草	枳殼	白鮮皮	薑黃	木香	烏藥	白芷	桔梗	白乾蠶	山查	黃芩	當歸	麥門冬	羌活	獨活
3	3	1.5	2	1	2	1	1	1	1	1	1	5	1	1	1	1	1.5	1	1	1	1

甘菊	蔓荊子	烏賊骨	玄胡索	沒藥	白豆寇	肉豆蔻	前胡	白薇	款冬花	五加皮	防風	細辛	藿香
0.5	0.5	0.5	1.2	1.3	1	1	1	1	1	2.5	1	0.5	5

鬱怒傷肝, 五心煩熱, 男子火病

白朮	黃芩	當歸	赤茯苓	柴胡	葛根	半夏	鱉甲	甘草
1.5	1.5	1	1	1	1	1	1	1

24. 高血壓에 의한 頭痛

高血壓, 頭痛																				
五加皮	桂枝	蘿葍子	茵蔯	白芍	薑黃	蒼朮	陳皮	枳殼	木香	白鮮皮	白芥子	灸甘草	當歸尾	白芷	威靈仙	黃栢	南星	羌活	桂皮	紅花	川芎
3	3	3	2	1	1	2	1	1	1	1	1	1	2.5	1	2	1	1	1	1	1	1

玄胡索	沒藥	乳香	烏藥	白殭蠶	桔梗	葛根	地龍	豨簽	藿香	升麻	山査	烏賊骨
1.5	1.5	2	2	1	1	1	0.8	2	3	0.5	1	0.5

25. 生理 時 頭痛 甚, 嘔吐가 甚한 頭痛

嘔吐, 生理 時의 頭痛																					
桂枝	蘿葍子	茵蔯	白芍	陳皮	枳殼	薑黃	甘草	白鮮皮	川芎	蒼朮	白芥子	藁本	羌活	防風	當歸身	熟地黃	烏藥	白芷	桔梗	葛根	山査
3	3	1.5	1	1	1	1	1	1	1.5	1	0.3	1	1	1	1.5	1.5	5	1	1	1	1

黃芩	麥門冬	獨活	細辛	五加皮
1.5	1	1	0.5	2

26. 多驚, 癎疾

多驚氣																					
烏藥	陳皮	川芎	白芷	枳殼	白殭蠶	桔梗	葛根	白芍	青皮	釣鉤藤	木果	蘇葉	白朮	厚朴	蘿葍子	桂枝	茵蔯	薑黃	山査	烏梅	白茯神
2.5	1	1	1	1	1	1	1	5	1.5	1.5	1	1.5	1.5	1	2	1.5	1.5	0.8	1	2알	2

元肉	梔子	黃芩	胡黃蓮	甘草	登心	元肉
1	0.8	1.5	1	1	1	1

癎疾, 多驚																					
烏藥	陳皮	川芎	白芷	枳殼	白殭蠶	桔梗	白芍	甘草	青皮	釣鉤藤	木果	葛根	蘇葉	山査	神麯	麥芽	金銀花	柴胡	桑白皮	烏梅	元肉
2.5	1	1	1	1	1	1	4	1	1	2	1	1	1.5	1	1	3	0.8	1	2	2알	1

地骨皮	紫菀	馬兜鈴	薄荷	登心
2	1	1	1	1

27. 走馬痰

走馬痰																					
桂枝	蘿葍子	茵蔯	白芍	川芎	蒼朮	陳皮	枳殼	白鮮皮	薑黃	白芥子	木香	烏藥	白芷	白殭蠶	桔梗	葛根	葛花	蔴子仁	蘇子	大黃	當歸尾
2.5	2.5	1.5	1.5	1	1.5	1	1	1	1	0.5	1	2.5	1	2	1	1	1	1	1	1	2

黃栢	南星	羌活	紅花	五加皮	金銀花	瞿麥	萹蓄	木通	滑石	梔子	登心	烏賊骨	玄胡索	沒藥	艾葉	甘草	威靈仙	防己
1	1	1	1	3	0.8	1.5	1.5	3	1	1	0.8	1.5	1.2	1.3	3	1	2	1

28. 肥滿

肥滿																					
桂枝	蘿葍子	茵蔯	白芍	川芎	蒼朮	陳皮	甘草	枳殼	白鮮皮	薑黃	木香	白芥子	烏藥	白芷	白殭蠶	桔梗	葛根	當歸尾	威靈仙	防己	黃栢
2.5	2.5	1.5	1.5	1	2	1	1	1	1	1	1	1.8	2	1	1	1	1	2.5	2	0.8	0.8

南星	羌活	桂皮	五加皮	紅花	枇杷葉
1.5	1	1	2.5	1	3

生理痛, 肥滿												
當歸	川芎	白芍	生地黃	香附子	玄胡索	牧丹皮	日黃連	桃仁	三稜	蓬朮	大黃	紅花
3	2	3	3	1	1	1	1	1	1	1	1	1

29. 全身多發性腫瘍

全身腫瘍, 痰飲 多發者																					
五加皮	當歸尾	川芎	威靈仙	白芷	黃栢	羌活	南星	紅花	升麻	白芍	牧丹皮	桃仁	金銀花	桂皮	蒲公英	桂枝	蘿葍子	茵蔯	蒼朮	陳皮	枳殼
2.5	2.5	2.5	1	1	1	1	1	1	1	1	1	1	3	1	1.5	2.5	2.5	1.5	2	1	1

白鮮皮	薑黃	木香	甘草	山查
1	1	1	1	1

髮疽 效																		
滑石	甘草	石膏	黃芩	桔梗	防風	川芎	當歸	赤芍藥	麻黃	大黃	薄荷	日黃連	連翹	草龍膽	荊芥	白芷	梔子	升麻
1.7	1.2	0.7	0.7	0.7	0.3	0.3	0.3	0.3	0.3	0.3	0.3	0.3	0.3	0.3	0.3	0.3	0.3	0.3

30. 黃斑

黃斑																					
桂枝	蘿蔔子	白芍	薑黃	川芎	蒼朮	陳皮	枳殼	木香	白芥子	白鮮皮	茵蔯	白朮	白茯苓	柴胡	當歸尾	麥門冬	香附子	草果	薄荷	白芷	威靈仙
3	3	2.5	0.8	1	1.5	1	1	1	0.8	0.8	2	1	1	1	2.5	1	1	1	1	1	1.5

黃栢	羌活	桂皮	紅花	乳香	前胡	白薇	款冬花	山查	神麯	麥芽	白茯神	烏賊骨	玄胡索	沒藥	防己	南星
0.8	1	1	1	2.5	1	1	1	1	1	1	2	1.5	1.2	1.3	0.8	0.8

31. 男子火病, 女子火病

鬱怒傷肝, 五心煩熱									
白朮	黃芩	當歸	白茯苓	赤茯苓	柴胡	葛根	半夏	鱉甲	甘草
1.5	1.5	1	1	1	1	1	1	1	1

女子火病												
連翹	白朮	生地黃	當歸	白芍	柴胡	麥門冬	牧丹皮	黃芩	梔子	竹茹	薄荷	甘草
2	1.5	1.5	1	1	1	1	0.7	0.7	0.7	0.7	0.7	0.7

32. 斜頸項

斜頸																					
桂枝	蘿藿子	茵蔯	蒼朮	白茯苓	薑黃	白芥子	麻黃	藿香	五加皮	海桐皮	威靈仙	續斷	青蒿	白茯神	梔子	合歡皮	山查	烏藥	陳皮	川芎	白芷
1	2	2	2	0.8	0.6	0.3	0.3	1	3	2	1.5	1.5	1	2	0.5	2	1	2	1	1	1
桔梗	葛根	木果	獨活	羌活	白芍	甘草	蘇葉	釣鉤藤	桔梗	青皮	枳殼	白殭蠶									
1	1.5	1	1.5	1.5	4	1	1.5	1.5	1	1	1	1									

33. 禁酒方

禁酒																						
桂枝	蘿藿子	茵蔯	白芍	蒼朮	陳皮	甘草	枳殼	白鮮皮	薑黃	木香	山查	白豆蔻	肉豆蔻	蔓蔘	艾葉	川芎	草果	青皮	藿香	大腹皮	雞內金	烏賊骨
2.5	2.5	1.5	1	2	1	1	1	1	1	1	1	1	1	2	2	1	1	1.5	5	0.5	1.5	1.5
沒藥	旱蓮草	青蒿	穀精草	葛根	玄胡索																	
1.3	2	1.5	1.5	2	1.2																	

禁酒																				
烏藥	白朮	白茯苓	白芍	山查	香附子	當歸	枳實	元肉	白荳蔲	當歸	日黃連	陳皮	甘草	沙蔘	藿香	蘇葉	白茯神	貢砂仁	葛花	半夏
3.5	2	1	1	1	1	1	1	1	1	1	0.5	1	1	1	3	1.5	2	1	2	1

34. 肩胛痛, 頸椎Disc樣의 上肢痛

肩胛, 上肢痛 甚者																						
薏苡仁	薑黃	南星	五加皮	當歸	海桐皮	白朮	香附子	附子	草烏	羌活	乳香	桂枝	蘿葍子	白芍	川芎	蒼朮	陳皮	甘草	枳殼	白鮮皮	茵蔯	山查
2	2	1.5	3	1	1	1	1	1	1	1	2	3	3	3	1	2	1	1	0.8	0.8	2	1

菟絲子	覆盆子	藿香	登心	烏梅	元肉	獨活
1	1	3	1	2알	1	2

右側 肩胛痛											
薑黃	當歸	烏藥	陳皮	香附子	海桐皮	白朮	白芍	羌活	桂枝	附子	甘草
3	1.5	1.5	1.5	1.5	1	1	1	1	1	1	1

35. 肝디스토마

茵蔯	澤瀉	赤茯苓	白朮	猪苓	枳殼	桔梗	藿香	大腹皮	山査	甘草	三稜	蓬朮	靑皮	肝디스토마, 黃疸
5	3	1.5	1.5	1.5	1	1	1	1	1	1	0.7	0.7	0.7	

香附子	藿香	肉桂	靑皮	黑丑	雷丸	三稜	蓬朮	大黃	使君子	炮附子	肝디스토마
4	4	4	2	2	2	2	2	2	2	1	

36. 肝熱

白芍	香附子	當歸	白朮	白茯苓	柴胡	梔子	陳皮	人蔘	竹茹	薄荷	甘草	怒動肝火, 惡寒熱 頭痛, 目赤脇痛, 項背痛, 手足痺
5	3	2	2	2	1	1	1	1	1	1	1	

37. 루게릭病

白芍	甘草	附子	薑黃	天麻	丹蔘	木果	蒼朮	遠志
2	2	1	1	1	1	1	1	1

7장
腎臟 疾患의 治法, 症狀, 處方

1. 腎臟炎, 膀胱炎

腎臟炎, 膀胱炎																								
瞿麥	萹蓄	大黃	木通	滑石	梔子	車前子	登心	蒼朮	白朮	厚朴	陳皮	白芍	白茯苓	豬苓	肉桂	金銀花	山査	甘草	知母	黃柏	小茴香	沙蔘	川楝子	乾薑
1.5	1.5	1	4	1	1	1	1	1	1	1	1	1	1	2	0.5	1	1	1	0.5	0.5	3	1	1	1

黃芪	人蔘	白朮	當歸	陳皮	木香	車前子	木通	麥門冬	檳榔	甘草	升麻	柴胡	慢性 腎臟炎, 慢性 膀胱炎
2	1.5	1.5	1.5	1	1	1	1	1	1	1	0.5	0.5	

瞿麥	萹蓄	大黃	木通	滑石	梔子	車前子	木香	檳榔	澤瀉	麥門冬	枳實	登心	甘草	急性 腎臟炎, 急性 膀胱炎
1	1	1	1	1	1	1	1	1	1	1	1	1	1	

熟地黃	山藥	山茱萸	澤瀉	牧丹皮	白茯苓	牛膝	車前子	木通	破古紙	附子	肉桂	老人性 腎臟炎, 老人性 膀胱炎
4	2	2	2	1.5	1.5	1.5	1.5	1	1	0.7	0.7	

2. 腎不全症

玉髮	人蔘	白朮	蘿葍子	元肉	蒼朮	白茯苓	麥門冬	木通	當歸身	升麻	陳皮	赤茯苓	黃芩	厚朴	鹿茸	腎臟不全
3	1	1	1	1	0.7	0.7	0.7	0.7	0.7	0.3	0.7	0.7	0.5	0.3	1	

3. 糖尿病

糖尿																					
熟地黃	蓮子肉	山藥	山茱萸	白茯苓	澤瀉	麥門冬	天門冬	芡仁	葛根	桑白皮	牧丹皮	五味子	白殭蠶	黃芪	鹿茸	前胡	白薇	款冬花	白茯神	元肉	山査
4	2	2	2	1.5	1.5	2	2	2	1.5	1	1.5	2	1.5	1	2	1	1	1	2	1	1

糖尿, 一個月 이상 복용														
熟地黃	黃芪	天花粉	山藥	山茱萸	陳皮	白茯苓	牧丹皮	澤瀉	麥門冬	拘杞子	貢砂仁	白豆蔲	鹿茸	五味子
4	4	2	2	2	1.5	1.5	1.5	1.5	1	1	1	1	1	1

鼠目太	黑荏子	薏苡仁	左記 散劑를 牛乳에 調服하고
1升 (作末)	1升 (作末)	1升 (作末)	1日 3回 湯藥을 3劑 이상 服用할 것

糖尿補藥											
白茯神	釣鉤藤	白尤	白茯苓	當歸	川芎	白芍	熟地黃	黃芪	肉桂	防風	艾葉
3	3	2	2	2	2	1	1	1	1	1	2
야콘즙을 매일 朝服한다											

4. 尿蛋白, 尿出血, 小便出血

尿에서 단백이 나오고 거품이 심하게 배출됨													
鹿角	當歸	麥門冬	生地黃	梔子	日黃連	赤芍	黃柏	瞿麥	赤茯苓	木通	知母	山査	藿香
4	2	2	2	1	1	1	1	1	1	1	1	1	3

小便出血																	
鹿角膠	當歸	生地黃	白芍	梔子	日黃連	黃柏	瞿麥	赤茯苓	木通	萹蓄	知母	麥門冬	阿膠	甘草	枳實	登心	白茅根
3	2	2	1	1	1	1	1	1	1	1	1	1	1	1	1	1	1

5. 腎臟性 腰痛

腎虚性 腰痛																							
蒼朮	陳皮	厚朴	桔梗	乾薑	當歸	白茯苓	半夏	白芷	桂皮	川芎	牛膝	杜仲	續斷	威靈仙	小茴香	熟地黃	山藥	山茱萸	牧丹皮	澤瀉	黃芪		
1	1	1	1	1	1	1	1	1	1	1	2	2	2	2	1	1.5	1.5	1.5	1	1	1		
蔓蔘	菟絲子	覆盆子	烏賊骨	玄胡索	沒藥																		
2	1	1	0.5	1.2	1.3																		

169

6. 淋疾

熟地黃	山藥	金櫻子	枸杞子	蓮子肉	白茯苓	澤瀉	車前子	薏苡仁	升麻	甘草	蜈蚣	虎杖根	土茯苓	木通	淋疾
2	2	1.5	1.5	1.5	1.5	1.5	1.5	1	1	1	2마리	3	3	1	

淋疾, 梅毒											
當歸	生地黃	赤茯苓	滑石	牛膝	梔子	木通	知母	黃柏	枳殼	麥門冬	萹蓄
1.5	1	1	1	1	1	1	0.8	0.8	0.7	1	1

砂金	陳皮	澤瀉	木通	梔子	吳茱萸	小茴香	車前子	玄胡索	乾薑	肉桂	附子	虎杖根	淋疾
5	2	2	2	1.5	1.5	1.5	1	1	1	0.7	0.7	3	

熟地黃	山藥	金櫻子	枸杞子	蓮子肉	白茯苓	澤瀉	木通	車前子	薏苡仁	升麻	甘草	淋疾, 出血 時
2	2	1.5	1.5	1.5	1.5	1.5	1	1	1	1	1	

7. 陽氣不足

陽氣不足																
熟地黃	白朮	巴戟天	黃芪	山茱萸	人蔘	遠志	五味子	栢子仁	肉桂	艾葉	川椒	吳茱萸	枸杞子	杜仲	菟絲子	覆盆子
5	5	5	2.5	1.5	1.5	1	1	1	1	2	0.2	0.7	0.7	1	1.5	1.5

下焦陽氣不足							
玄蔘	白芍	黃芪	當歸	川芎	熟地黃	桂皮	甘草
5	2.5	1	1	1	1	0.7	0.7

陽氣不足												
黃芪	白茯神	當歸	酸棗仁	蔓蔘	白朮	白芍	生地黃	麥門冬	日黃連	山査	竹茹	甘草
3	2	2	2	2	2	1	1	1	0.5	1	0.5	0.5

8. 耳鳴, 耳膿

耳鳴

元肉	白茯神	熟地黃	當歸	酸棗仁	麥門冬	半夏	陳皮	白茯苓	枳實	竹茹	遠志	栢子仁	五味子	甘草	烏藥	川芎	白芷	枳殼	白殭蠶	桔梗	烏梅
3	3	2	2	2	1.5	1.5	1	1	1	1	0.7	0.7	0.7	0.5	2	1	1	1	1	1	2알

葛根	菟絲子	覆盆子	藿香	登心
1	1	1	2	0.5

腎虛, 神經性 耳鳴

熟地黃	當歸	元肉	酸棗仁	山茱萸	山藥	黃芪	人蔘	白朮	白茯神	遠志	牧丹皮	澤瀉	梔子	甘草	柴胡	木香
3	3	3	2	2	2	2	1	1	1	1	1	1	1	0.5	0.5	0.5

耳膿

熟地黃	山藥	白芍	天麻	牧丹皮	枸杞子	山茱萸	白芷	白茯苓	蔓荊子	登心	烏梅	元肉	藿香
3.5	3	1.5	2.5	1.5	2.5	2	2	1.5	1.5	1	2알	1	2

9. 腦鳴

腦鳴							
熟地黃	山茱萸	龜板	枸杞子	麥門冬	山藥	杜仲	甘草
10	2	2	2	2	2	1	1

10. 前立腺炎

慢性 前立腺炎											
熟地黃	山藥	山茱萸	白茯苓	牧丹皮	澤瀉	金銀花	敗醬根	蒲公英	木通	車前子	魚腥草	蜈蚣
4	2	2	1.5	1.5	1.5	3	3	3	1.5	1.5	3	1마리

下肢痛도 수반																	
瞿麥	大黃	木通	萹蓄	滑石	梔子	車前子	甘草	燈心	金銀花	敗醬根	虎杖根	草龍膽	柴胡	生地黃	黃芩	黃柏	夏枯草
1	1	1	1	1	1	1	1	1	1	1	1	1	1	1	1	1	2

11. 腎臟結石

腎石症																				
蒼朮	三稜	蓬朮	白茯苓	青皮	丁香	檳榔	玄胡索	沒藥	肉桂	沙蔘	山查	杜仲	牛膝	續斷	威靈仙	烏賊骨	白朮	陳皮	蘿蔔子	厚朴	木香	枳實
1	0.8	0.8	0.8	0.8	0.8	0.8	1.2	1.3	0.8	3	1	1	1	1	2	1.5	2	1	1	1	1	1

12. 夜尿症

夜尿症													
白朮	巴戟	益智仁	肉桂	熟地黃	山藥	山茱萸	牧丹皮	澤瀉	金櫻子	遠志	石菖蒲	甘草	菟絲子	覆盆子
10	10	3	1	3	1.5	1.5	0.7	0.5	1	1	1	1	1	1

小兒遺尿不禁													
熟地黃	山藥	山茱萸	烏藥	益智仁	白果	白茯苓	牧丹皮	澤瀉	當歸	桂皮	陳皮	附子	日黃連	甘草
3	2	2	2	2	1	1	1	1	1	1	1	0.5	0.5	0.5

13. 中耳炎

中耳炎											
蔓荊子	土茯苓	甘菊	麥門冬	前胡	生地黃	桑白皮	赤芍藥	木通	升麻	甘草	山查
5	1	1	0.7	0.7	0.7	0.7	0.7	0.7	0.7	0.7	0.7

中耳炎에 고막이 살아남																						
蔓荊子	赤茯苓	甘菊	麥門冬	前胡	生地黃	木通	桑白皮	赤芍藥	升麻	土茯苓	山藥	山茱萸	牧丹皮	熟地黃	烏藥	陳皮	川芎	白芷	枳殼	白茯苓	桔梗	葛根
8	1	1	1	1	1	1	1	1	0.7	2	1	1	1	1	2	1	1	1	1	1	1	1

元肉	梔子	竹茹	白薇	款冬花	白茯神
1	0.5	0.5	1	1	2

14. 小便失禁

老人陽氣不足, 小便短澁, 夜尿無度									
枸杞子	山藥	白茯苓	山茱萸	巴戟	益智仁	車前子	補骨脂	訶子皮	胡蘆巴
1.5	1.5	1.5	1.5	1	1	1	0.5	0.5	0.5

小便失禁													
熟地黃	山藥	山茱萸	益智仁	白茯苓	牧丹皮	桂枝	附子	家非子	烏藥	銀杏	枸杞子	破古紙	雞內金
4	2	2	2	1	1	1	1	1	1	1	1.5	1	1

膀胱虛弱하여 小便不禁													
熟地黃	山藥	山茱萸	益智仁	白茯苓	菟絲子	當歸	肉蓯蓉	知母	黃柏	烏藥	牡蠣粉	五味子	甘草
3	2	2	2	2	2	2	2	1	1	1	1	1	1

15. 成長藥

①

白茯神	釣鉤藤	白朮	白茯苓	當歸	川芎	白芍	熟地黃	黃芪	肉桂	防風	甘草	艾葉	山査	藿香
3	3	2	2	2	2	2	1	1	1	1	1	2	1	3

②

海桐皮	五加皮	獨活	續斷	赤芍藥	牛膝	秦芃	杜仲	細辛	肉桂	川芎	白茯苓	沙蔘	熟地黃	防風	附子	當歸	木果	白何首烏	白芷	木通	枳殼	小茴香	羌活	忍冬	山査
8	2	3	3	1	3	1	1	0.5	1	1	1	1	1	1	1	1	1	1	1	2	2	1	0.5	0.5	1

①번 처방을 먼저 2개월 복용하고, 나중에 ②번약을 1개월 복용함

小兒成長

薄荷	榆白皮	桑白皮	杏仁	白茯苓	五味子	麥門冬	白合	桔梗	連翹	白朮	陳皮	牛夏	木香	蘿葍子	檳榔	枳實	枯白礬	玄蔘	大黃	黃柏	澤瀉	蘇子	黃芪	甘草	山査
3	2	1	1.5	1	1	1	1.5	1	1	1.2	0.5	1	1	1.5	1	1	1	1	0.3	0.3	1.2	0.8	2	1	1

16. 骨粗症

股關節痛으로 인한 骨粗症

沙蔘	蘇葉	前胡	半夏	葛根	赤茯苓	陳皮	枳殼	桔梗	甘草	日黃連	蘿葍子	桑白皮	麥門冬	蘇子	旱蓮草	白芍	茵蔯	續斷	骨碎補	紅花子	魚腥草
1.5	1	1	1	1	1	1	1	1	1	0.5	2	1	1	1	1.5	1.5	2	2	2	1	1

川芎	葛花	貝母	鹿茸
1	2	1	1

骨粗症 腰痛

茵蔯	桂枝	枳殼	木香	蒼朮	川芎	白鮮皮	薑黃	陳皮	甘草	蔓蔘	菟絲子	覆盆子	靈神草	赤陽	樺木	紅花子	續斷	桃木	旱蓮草	五加皮	日黃連	南星
1	1	1	1	1	1	1	1	1	1	1	1	1	1	1	1	1	2	1	1	1	0.5	0.5

白芍	蘿葍子	骨碎補	威靈仙	牛膝	杜仲	三七根	吳茱萸
1.5	2	1.5	2	2	2	1	0.5

17. 股關節 괴사

股關節痛																						
蒼朮	陳皮	厚朴	甘草	雞內金	乾薑	草果	玄之草	桂枝	小茴香	狗脊	杜仲	續斷	骨碎補	川芎	白鮮皮	日黃連	茵蔯	木香	靑皮	枳殼	薑黃	獨活
2	1	1	1	1	1	1	1	2	2	3	2	2	2	1	1	2	2	1	1	1	1	3
阜角刺	海桐皮	白芍	熟地黃	黃芪	當歸	桂皮	破古紙	牛膝	全虫	川山甲	草烏	防風	烏賊骨	玄胡索	沒藥	乳香	金銀花					
0.8	3.5	3	1	1	1	1	1	1	1	1	1	1	1.5	1.2	1.3	2	0.8					

18. 鼠蹊部 疼痛

鼠蹊部 痛																					
蒼朮	陳皮	厚朴	甘草	雞內金	乾薑	草果	玄之草	桂枝	小茴香	狗脊	杜沖	續斷	骨碎補	川芎	白鮮皮	旱蓮草	茵蔯	木香	靑皮	枳殼	薑黃
2	1	1	1	1	1.5	1	1	2	3	3	2	2	2	1	1	2	2	1	1	1	1
沒藥	艾葉	山查	川楝子	全虫	附子	甘草	龍骨	牡蠣	靈神草	黃芪	烏賊骨	玄胡索									
1.3	3	1	1	1	1	1	0.8	0.8	2	1,5	1.5	1.2									

19. 囊濕症

囊濕으로 因한 陰汗													
白何首	菟絲子	枸杞子	附子	山茱萸	當歸	白茯苓	陳皮	牡蠣	肉桂	川烏	木香	人蔘	甘草
3	2	2	1	1.5	1.5	1.5	1	1	1	0.5	0.5	1	0.5
人蔘 대신 沙蔘을 加													

20. 陰囊水腫

大小人 皆效 囊이 부어서 터질 것 같은 증											
澤瀉	豬苓	白朮	桂枝	木通	車前子	烏藥	小茴香	川楝子	木香	吳茱萸	甘草
3	3	1.5	1.5	1.5	1.5	1	1	1	1	1	1

21. 骨髓炎(化膿性)

骨髓炎 및 手術 後 再發者															
羌活	牛膝	大黃	枳殼	陳皮	白朮	苦蔘	荊芥	黃芪	貢砂仁	桂皮	川楝子	穿山甲	南星	甘草	川烏
30	20	30	30	10	10	10	10	10	8	8	8	8	7	6	5
細末 梧子大 1日 3回, 食後 50丸															

22. 早漏症

陽氣不足, 久服										
熟地黃	白朮	山茱萸	人蔘	枸杞子	白茯神	肉桂	遠志	杜仲	巴戟	肉蓯蓉
1刃	5	4	3	3	2	2	1	1	1	1

早漏症																
白朮	熟地黃	肉蓯蓉	巴戟	山茱萸	枸杞子	人蔘	山藥	黃芪	破古紙	白茯苓	附子	肉桂	酸棗仁	柏子仁	龍骨	牡蠣
60	60	80	80	80	80	50	50	50	40	40	20	20	20	20	20	20

23. 色慉症

白茯神	生山棗仁	山藥	白朮	當歸	巴戟	石菖蒲	遠志	人蔘	柴胡	甘草	心臟이 弱해서 女子를 만나도 陽氣가 動하지 않는다 心臟이 두근거리면서 陽이 萎縮되어 陰痿不起한다
5	5	5	3	3	3	1	1	1	1	1	

24. 相思病

面赤, 心煩, 自汗, 남자에게 투여함												
柴胡	黃芩	蘇葉	羌活	陳皮	半夏	牧丹皮	日黃連	葛根	升麻	麥門冬	甘草	竹茹
3	2	2	1	1	1	1	1	1	1	1	1	0.7

女子에게 투여함											
柴胡	靑皮	赤芍藥	牧丹皮	香附子	梔子	川芎	神麴	生地黃	連翹	甘草	蒼朮
2	1.5	1.5	1	1	1	1	1	1	1	1	1

25. 腎虛頭痛

川芎	熟地黃	山藥	山茱萸	白茯苓	牧丹皮	澤瀉	桂皮	柴胡	甘草	頭重, 頭眩, 後頭痛
5	4	2	2	1	1	1	1	1	1	

半夏	陳皮	赤茯苓	麥芽	白朮	天麻	神麴	蒼朮	黃芪	白茯苓	人蔘	澤瀉	乾薑	黃栢	痰厥頭痛, 眩暈, 惡心, 頭重
3	2	2	2	1	1	1	1	1	1	1	0.7	0.7	0.7	

羌活	防風	黃芩	柴胡	梔子	薄荷	半夏	陳皮	赤茯苓	甘草	日黃連	川芎	右側 頭痛
5	5	1	1	1	1	1	1	1	1	1	1	

熟地黃	當歸	川芎	白芍	半夏	陳皮	赤茯苓	蔓荊子	荊芥	防風	白芷	細辛	甘草	左側 頭痛, 午後 痛甚
2	2	2	2	1	1	1	1	1	1	1	0.5	1	

柴胡	白芍	香附子	當歸	白茯苓	白朮	梔子	連翹	半夏	陳皮	白芷	川芎	甘草	薄荷	眉稜骨痛
3	3	2	2	2	1	1	1	1	1	1	1	1	1	

26. 老人小便不通

熟地黃	白芍	當歸	川芎	黃芪	人蔘	知母	黃栢	甘草	老人虛弱，小便不通
3	3	3	3	1	2	1	1	1	

蓽茇	赤茯苓	豬苓	枳實	瞿麥	滑石	木通	車前子	黃芩	地夫子	甘草	小便不通
3	3	1.5	1.5	1.5	1	1	1	1	1	1	

27. 骨蒸熱

地骨皮	牧丹皮	麥門冬	石斛	牛膝	白茯苓	陰虛骨蒸
10	10	5	2	2	2	

28. 耳內生瘡

耳中生瘡極痛													
桔梗	黃芪	牛蒡子	柴胡	連翹	乾薑	當歸	黃芩	甘草	昆布	蘇木	日黃連	蒲黃	龍膽草
3	3	3	2	2	2	1	1	0.5	0.5	0.5	0.5	0.5	0.5

耳內腫痛												
連翹	牛蒡子	黃芩	玄蔘	桔梗	梔子	草龍膽	蔓荊子	赤茯苓	甘菊	生地黃	白芍	麥門冬	甘草
3	3	2	2	2	1	1	1	1	1	1	1	1	1

29. 腎盂炎

腎盂炎, 慢性病											
白芍	白朮	白茯苓	柴胡	當歸	滑石	澤瀉	車前子	麥門冬	草龍膽	薄荷	甘草
3	3	3	1	1	1	1	1	1	1	1	1

30. 齒痛

麻黃	附子	防風	白芷	白殭蠶	黃栢	羌活	黃芪	升麻	白附子	甘草	蒼朮	細辛	蓽撥	藁本
1.5	1	1	1	1	1	1	1	1	1	1	1	0.7	1	1

風齒痛

五味子	細辛	白芷	川芎	羌活	薄荷	升麻	石膏	荊芥	赤芍	川椒	防風	甘草
1	1	1	1	1	1	1	1	1	1	0.5	0.5	0.5

風寒蟲齒

31. 外腎收縮

外腎收縮

熟地黃	龜板	人蔘	白朮	黃栢	巴戟	補骨脂	杜仲	仙茅	蓮子肉	山茱萸	枸杞子	山藥	白茯苓	牧丹皮	肉桂	澤瀉	菟絲子	覆盆子	五味子	車前子	肉蓯蓉
5	5	3	3	3	2	2	2	2	2	2	2	1	1	1	1	1	1	1	1	1	8

32. 膝關節痛

膝浮腫

海桐皮	獨活	白芍	當歸	牛膝	杜仲	羌活	秦艽	細辛	肉桂	川芎	白茯苓	沙蔘	熟地黃	木果	防風	乳香	烏賊骨	玄胡索	沒藥	蒲公英	金銀花	木通
6	2	2	1.5	3	1	1.5	1	0.5	1	1	1	1	1	1	1	2	1.5	1.2	1.3	1.5	4	3

穿山甲	草烏	枯白礬	玄蔘	白芷	續斷	山查	甘草	附子	全虫
1	1	1	1	1	2	1	1	1	1

乾膝痛

海桐皮	五加皮	獨活	續斷	赤芍	當歸	牛膝	杜仲	秦艽	細辛	肉桂	川芎	白茯苓	沙蔘	木果	防風	附子	白何首	白芷	木通	枳殼	麥芽
5	2.5	3	3	1	1	3	1	1	0.5	1	1	1	1	1	1	1	1	1	2	1	1

小茴香	羌活	忍冬	烏藥	山查	神麯
1	1.5	1.5	1	1	1

33. 浮腫

上體浮腫, 熱湯, 大小便俱閉											
蒼朮	赤茯苓	木通	葛根	香附子	羌活	防風	柴胡	黃芩	澤瀉	梔子	枳殼
1	1	1	1	1	0.7	0.7	0.7	0.7	0.7	0.5	0.5

34. 膝膕痛

骨髓, 手術後 再發者									
薑黃	當歸	羌活	蒼朮	木果	牛膝	獨活	麻黃	木果	甘草
2	1.5	1.5	1.5	1.5	1.5	1.5	0.5	1	1

35. 痛風

骨髓, 手術後 再發者														
澤瀉	熟地黃	山藥	山茱萸	當歸	川芎	白芍	牧丹皮	白芷	黃芩	貢砂仁	玄胡索	甘草	白茯苓	澤瀉
5	4	2	2	1.5	1.5	1.5	1.5	1	1	1	1	1	1.5	1

36. 腎臟血液 透析

통밤	엉경퀴	고기채말린것	통밤 4kg과 엉경퀴 150g을 함께 물을 넣고 8시간 폭 삶아서 건져, 냉장보관. 다음 고기채 말린 것 300g을 물 6리터 넣고 2시간 달인 후 고기채를 버리고 달인 물을 보관한다. 엉경퀴가 스며든 통밤 3개를 식후 1시간 지난 후 고기채 달인 물을 하루에 3회 나누어 마신다.
4kg	150g	300g	

8장

婦人科疾患의 治法, 症狀, 處方

1. 無月經

無月經																					
元肉	白茯神	酸棗仁	熟地黃	當歸身	麥門冬	半夏	陳皮	白茯苓	枳實	竹茹	遠志	柏子仁	甘草	蔓蔘	黃芪	烏賊骨	玄胡索	沒藥	旱蓮草	山查	白荳蔻
1.5	2	1	1.5	1.5	1.5	1.5	1	1	1	0.5	0.5	0.5	1	2	1.5	1.5	1.2	1.3	2	1	1

肉豆蔻	艾葉	枸杞子	藿香
1	2	1	3

無月經																						
蒼朮	陳皮	厚朴	甘草	玄胡索	雞內金	草果	玄之草	桂枝	小茴香	川芎	白鮮皮	旱蓮草	茵蔯	木香	靑皮	枳殼	薑黃	元肉	白茯神	酸棗仁	熟地黃	當歸身
2	1	1	1	1	1	1	1	2	2	1	1	2	2	1	1	1	1	2	3	1.5	1.5	1

半夏	白茯苓	竹茹	遠志	五味子	合歡皮	白蒺藜	山查	白芍	蘿葍子	枳實	乾薑	麥門冬
1	1	1	1	1	2	1	1	1	2	1	1	1

無月經						
白茯嶺	陳皮	白朮	白芍藥	山藥	兔絲子	甘草
5	5	5	3	3	2	1

憂思勞傷心脾，忿怒傷肝，經閉不行										
當歸	元肉	酸棗仁	遠志	人蔘	白茯神	黃芪	柴胡	梔子	木香	甘草
3	3	1	1	1	1	1	1	1	0.5	0.5

2. 子宮內膜炎

子宮內膜炎，子宮出血															
白葵花	蓮根	黃芪	阿膠珠	艾葉	白朮	側柏葉	白芍	當歸	小茴香	熟地黃	山茱萸	龍骨	荊芥 (炒黑)	乾薑 (炒黑)	元肉	甘草
2	2	2	1	1	1	1	1	1	1	1	1	1	1	1	1	1

子宮內膜炎

白朮	當歸	山藥	芡仁	金櫻子	黃芪	半夏	白癸花	小白皮	陳皮	乾薑	桂皮	龍骨	牡蠣	甘草	白茯苓
2	2	2	2	2	2	1	1.5	1	1	1	1	1	1	1	1

子宮內膜炎, 帶下

桂枝	蘿藟子	茵蔯	白芍	陳皮	枳殼	薑黃	甘草	白鮮皮	川芎	蒼朮	白芥子	木香	桔梗	草果	靈神草	日黃連	吳茱萸	白花蛇舌草	日黃連	菟絲子	葛花	牡蠣
3	3	2	1	1	0.8	0.8	0.8	0.8	1	1	0.3	0.8	1	0.5	2	0.5	0.5	1	1	2	2	0.5

蔓蔘	蜈蚣	柴胡	穿山甲	半枝蓮	金錢草	蒲公英
1.5	반마리	0.5	0.5	1	1	1

3. 生理痛

當歸	川芎	白芍	生地黃	香附子	玄胡	牧丹皮	桃仁	紅花	三稜	蓬朮	大黃	日黃連	生理痛
2	2	2	3	1	1	1	1	1	1	1	1	1	

生理痛										
香附子	三稜	蓬朮	赤芍	白芍	當歸尾	青皮	烏藥	紅花	蘇木	肉桂
1.5	1	1	1	1	1	1	0.7	0.5	0.5	0.5

入酒少許前服

生理痛																				
桂枝	蘿葍子	茵蔯	白芍	陳皮	枳殼	薑黃	甘草	白鮮皮	川芎	蒼朮	白芥子	桔梗	草果	靈神草	日黃連	吳茱萸	白花蛇舌草	旱蓮草	菟絲子	牡蠣粉	葛花
2	2	2	2	1	.8	0.8	0.8	0.8	1	1	0.3	1	0.5	2	0.5	1	1	1	2	0.5	2

柴胡	穿山甲	蒲公英	半枝蓮	金銀花	蔓蔘	蜈蚣
0.5	0.5	1	1	1	1.5	반마리

4. 不感症

女子不感症																						
桂枝	蘿藭子	茵蔯	白芍	川芎	蒼朮	陳皮	甘草	枳殼	白鮮皮	薑黃	木香	當歸尾	白芷	威靈仙	防己	葛根	南星	羌活	桂皮	紅花	桔梗	葛根
2.5	2.5	1.5	1	1	1.5	1	1	1	1	1	1	2.5	1	2	1	1	1.5	1	1	1	1	1

山查	烏藥	南星	白殭蠶
1	2	1.5	1

心膽虛怯, 怔忡, 不安, 不感症																	
白茯神	元肉	酸棗仁	山藥	蓮子肉	白朮	當歸	巴戟	遠志	石菖蒲	南星	人蔘	柴胡	梔子	甘草	柏子仁	半夏	枳實
5	5	5	3	3	3	3	3	1	1	1	1	1	1	1	1	1	1

5. 子宮筋腫으로 因한 出血

子宮出血, 帶下																						
桂枝	蘿薑子	茵蔯	白芍藥	桂皮	枳殼	薑黃	甘草	白鮮皮	川芎	蒼朮	白芥子	木香	桔梗	草果	靈神草	日黃連	吳茱萸	白花蛇舌草	旱蓮草	菟絲子	牡蠣	葛根
3	3	2	1	1	0.8	0.8	0.8	0.8	1	1	0.3	1	1	0.5	2	0.5	1	1	1	2	0.5	2

蜈蚣	柴胡	穿山甲	蒲公英	半枝蓮	金錢草	鷄血藤	升麻	虎眉草	蔓蔘
半마리	0.5	0.5	1	1	1	3	0.5	1	1.5

子宮筋腫, 出血																							
桂枝	蘿薑子	茵蔯	白芍	陳皮	枳殼	薑黃	灸甘草	白鮮皮	川芎	蒼朮	白芥子	赤陽	五利木	旱蓮草	半枝蓮	白花蛇舌草	紅花子	穿山甲	骨碎補	狗脊	金錢草	木香	桔梗
3	3	2	1	1	0.8	0.8	0.8	0.8	1	1	1	1.5	3	1.5	1	1	0.5	0.3	2	2	1	0.8	1

草果	靈神草	日黃連	吳茱萸	菟絲子	牡蠣	葛花	蔓蔘	虎眉草	鷄血藤	蜈蚣
0.5	2	0.5	0.5	2	0.5	2	1.5	1	3	半마리

6. 子宮癌

治 婦人 子宮癌														
人蔘	荊芥	生地黃	柴胡	鼈甲	酸棗仁	枳殼	羚羊角	白朮	桂枝	川芎	當歸	防風	烏藥	牧丹皮	甘草
1.5	1.5	1.5	1.5	1.5	1.5	1.5	1.5	1.5	1	1	1	1	1	1	1

子宮癌初期, 子宮炎症														
香附子	益母草	山査	當歸	瓦松	柴胡	澤瀉	木通	車前子	赤茯苓	生地黃	黃芩	梔子	草龍膽	甘草
2	1.5	1.5	1	1	1	1	0.5	0.5	0.5	0.5	0.5	0.5	0.5	0.5

7. 婦人陰部痒症

婦人陰門에 痒											
大黃	黃芩	日黃連	赤茯苓	玄蔘	丹蔘	山茱萸	蛇床子	吳茱萸	車前子	苦蔘	甘草
1	1	1	1	1	1	1	1	1	1	1	1

8. 乳房癌

當歸	白朮	貝母	赤茯苓	白芷	熟地黃	梔子	人蔘	柴胡	牧丹皮	陳皮	川芎	甘草	乳房癌, 乳房結核
3	3	1.5	1.5	1.5	1.5	1.5	1	0.5	0.5	0.5	0.5	1	

黃芪	人蔘	當歸	川芎	白芍	熟地黃	蘇葉	肉桂	厚朴	白芷	防風	烏藥	檳榔	枳殼	木香	桔梗	甘草	肝腫硬, 久不愈者, 乳腫作硬痛
3	3	1.5	1.5	1.5	1.5	1	1	1	1	1	1	1	1	1	1	1	

9. 乳腫作硬痛

人蔘	柴胡	前胡	羌活	枳殼	桔梗	川芎	赤茯苓	獨活	荊芥	防風	甘草	金銀花	連翹	牛蒡子	石膏	乳腫, 젖몸살
1	1	1	1	1	1	1	1	1	1	1	1	2	2	1	1	

靑皮	枳殼	金銀花	白芷	貝母	天花粉	皂角刺	穿山甲	當歸尾	瓜蔞仁	甘草	젖몸살
5	3	3	1	1	1	1	1	1	1	1	

10. 帶下症

黃芪	阿膠珠	熟地黃	當歸	白芍	白朮	地榆	川芎	艾葉	沙蔘	乾薑	肉桂	陳皮	荊芥(炒黑)	升麻	柴胡	甘草	山查	烏賊骨	玄胡索	沒藥
2	2	2	2	1.5	1.5	1.5	1	2	1	1	1	1	1	0.5	0.5	0.5	1	1.5	1.2	1.3

諸帶下皆效, 脾虛, 身重, 倦怠,
四肢無力, 腹滿不消, 帶下不止

黃芪	熟地黃	當歸	川芎	白芍	白朮	白茯苓	杜仲	山茱萸	龍骨	牡蠣	金櫻子	貢砂仁	半夏	陳皮	甘草
5	2	2	2	2	2	1	1	1	1	1	1	1	1	1	1

氣虛弱, 氣短氣少, 帶下流不止者

黃芪	白朮	白茯苓	山藥	白扁豆	薏苡仁	半夏	陳皮	當歸	人蔘	柴胡	升麻	黃芩	梔子	甘草
5	5	2	2	2	2	1	1	1	1	0.7	0.7	0.7	0.7	0.5

11. 消乳房

消乳房(젖몸살)						
麥芽	當歸	川芎	白芍	熟地黃	白朮	甘草
10	3	3	3	3	1	1

痛症 時																					
香附子	蒼朮	當歸	白茯苓	靑皮	白芍	枳殼	桔梗	防風	半夏	前胡	川芎	烏藥	乾薑	三稜	蓬朮	蘇木	紅花	桃仁	白芷	桂皮	玄胡索	甘草
1.5	1.5	1.5	1.5	1.5	2	2	2	2	2	2	2	2	2	2	2	2	2	2	0.8	0.8	0.8	0.8

無痛 時											
柴胡	生地黃	白芍	當歸	黃芩	半夏	人蔘	川芎	桃仁	紅花	五靈脂	玄胡索	甘草
3	2	2	2	2	2	1	1	1	1	1	1	1

12. 通乳房

通乳								
當歸	瓜蔞仁	黃芪	川芎	白芷	通草	穿山甲	甘草	白芍
4	5	3	2	2	1	2	2	2

氣血盛하여 經閉不行, 鬱大, 乳汁不行										
川芎	桔梗	天花粉	通草	白芷	靑皮	王不留行	穿山甲	柴胡	連翹	甘草
3	2	2	2	2	2	2	1	2	2	1

氣血虛, 潤枯不行									
當歸	川芎	黃芪	瓜蔞仁	白芍	白芷	通草	王不留行	穿山甲	甘草
5	5	2	2	2	1	1	1	1	1

13. 乳頭破裂

日黃連	黃芩	黃栢	石膏	乳兒 口毒發生
1	1	1	1	

14. 交接出血

心臟膽虛弱，血自出也															
香附子	當歸	白茯神	元肉	酸棗仁	遠志	人蔘	黃芪	阿膠	白朮	麥門冬	連根	木香	柴胡	栀子	甘草	黃芪
3	3	2	2	2	1	1	1	1	1	1	1	0.5	0.5	0.5	0.5	1

15. 胎中下血

胎兒不安，安胎													
當歸	川芎	白朮	白芍	熟地黃	阿膠	貢砂仁	黃芩	香附子	黃芪	陳皮	益母草	艾葉	甘草
5	5	2	2	2	2	1	1	1	1	1	1	1	1

安胎														
白朮	黃芩	白芍	當歸身	熟地黃	貢砂仁	陳皮	川芎	蘇葉	艾葉	乾薑(炒黑)	白荳蔻	山查	荊芥(炒黑)	甘草
2	1.5	1	1	1	1	1	1	1	1.7	1.5	0.8	1	1.5	1

16. 胎中咳嗽

胎中感氣，風寒咳嗽，喘息											
前胡	蘇葉	葛根	赤茯苓	陳皮	桔梗	麥門冬	天門冬	黃芩	貢砂仁	白朮	枳殼	甘草
1	1	1	1	1	1	1	1	1	1	1	1	1

17. 月經過多

出血止													
白朮	白芍	地榆	續斷	當歸	川芎	香附子(炒黑)	乾薑	黃芩	山茱萸	阿膠	杜仲	荊芥	甘草
3	3	2	2	1	1	1	1	1	1	1	1	1	1

18. 胎中不安

胎中不安, 2~3貼에도 效											
白朮	黃芩	當歸身	白芍	熟地黃	貢砂仁	陳皮	川芎	蘇葉	黃芪	阿膠	甘草	艾葉
2	1.5	1	1	1	1	1	1	1	1	1	1	1.7

胎動腹痛, 難産										
白芍	當歸身	川芎	貝母	菟絲子	黃芪	荊芥	厚朴	艾葉	枳殼	羌活	甘草
2	1.5	1.5	1	1	0.8	0.8	0.7	0.7	0.6	0.5	0.5

19. 子宮外 妊娠

婦人小腹, 血結成塊, 左下肢部痛													
香附子	三稜	蓬朮	赤芍	當歸尾	白芍	烏藥	紅花	蘇木	桃仁	大黃	肉桂	玄胡索	半夏	靑皮
3	3	3	3	3	3	3	3	3	3	3	3	3	3	3
酒水相半煎													

20. 習慣性 流産

脾虛, 體虛, 血不歸元所致也																	
白朮	黃芪	乾海蔘	當歸	川芎	白芍	熟地黃	白茯苓	山茱萸	枸杞子	人蔘	陳皮	阿膠	丹蔘	甘草	貢砂仁	杜仲	破古紙
5	5	5	2	2	2	2	1	1	1	1	1	1	1	1	1	1	1

21. 婦人産後譫狂

婦人産後氣血이 大虛하고 心氣가 虛弱하여 精神短少하고 譫語神昏한다															
人蔘	白朮	白茯苓	白茯神	熟地黃	川芎	當歸	天麻	柏子仁	遠志	肉桂	甘草	白芍	麥門冬	元肉	龍骨
1.5	1.5	1.5	1.5	1.5	1.5	1.5	1	1	1	1	1	1	1	1	1

22. 姙婦小便不通

胎兒가 膀胱을 눌러 小便不通이 됨												
白朮	黃芪	黃芩	當歸	川芎	白芍	熟地黃	貢砂仁	陳皮	防風	甘草	升麻	蘇葉
3	3	2	2	2	2	2	1	1	1	1	0.5	0.5

23. 男兒妊娠法(男兒 願 時)

人蔘	熟地黃	山藥	山茱萸	白芍	白茯苓	陳皮	貢砂仁	麥芽	香附子	紅花	白朮	婦人의 生理가 終하면 10日間 복용한다 2次 다음 생리가 終하면 다시 계속 10첩씩 20일간 복용한다 다음에 妊娠 3개월이 되면 복용한다 即 1日 1貼, 女子 服用藥
3	3	3	2	2	1	1	1	1	0.6	1	1	

男子 服用藥(男兒 願 時)

熟地黃	山茱萸	巴戟	菟絲子	續斷	白茯苓	五味子	遠志	杜仲	磁石	肉蓯蓉
4	4	2.5	2.5	2	1.5	1	1	1	1	1

男子 服用藥(男兒 願 時)

菟絲子	熟地黃	山茱萸	當歸身	山藥	蔓蔘	白朮	白茯苓	白芍	杜仲	枸杞子	川芎	肉桂	吳茱萸	五味子	甘草	艾葉
2	2	2	2	1	1	1	1	1	1	1	0.7	0.7	0.7	0.7	0.5	2

24. 妊娠惡阻

妊娠惡阻　甚者										
白芍	當歸身	白朮	人蔘	白茯苓	熟地黃	蘇子	麥門冬	貢砂仁	神麴	陳皮
3	1	3	1	2	5	1	3	1	1	0.3

妊娠惡阻													
白朮	烏藥	香附子	陳皮	當歸	白茯苓	竹茹	人蔘	白豆寇	甘草	黃芩	白何首	知母	白扁豆
2	2	2	2	2	2	1	1	1	1	1	1	0.5	2
人蔘 대신 沙蔘으로 加함													

25. 子宮出血, 崩漏

子宮出血, 崩漏															
黃芪	阿膠珠	熟地黃	白芍	白朮	地榆	川芎	艾葉	沙蔘	乾薑(炒黑)	荊芥(炒黑)	肉桂	陳皮	升麻	柴胡	甘草
2	1	2	1	1.5	1.5	1	2	1	2	2	1	1	0.5	0.5	0.5

脾虛, 血不能歸元														
黃芪	地榆	熟地黃	白朮	白茯苓	當歸	川芎	阿膠	陳皮	神麵	人蔘	甘草	乾薑(炒黑)	荊芥(炒黑)	香附子
5	5	2	2	1	1	1	1	1	1	1	1	0.7	0.7	0.7

崩漏					
當歸	乾薑(炒黑)	青箱子	黃芩	日黃連	甘草
6	4	1.5	1	1	0.5

26. 胎中補藥

姙娠中 服用											
白朮	黃芪	當歸身	川芎	杜仲	破古紙	白芍	熟地黃	續斷	貢砂仁	黃芩	甘草
2	3	2	2	2	2	1	2	2	2	2	1

27. 搔爬手術後 下腹痛, 下血不止

體弱血虛, 先補脾後止血												
黃芪	白芍	白朮	白茯苓	當歸	川芎	熟地黃	香附子	阿膠	益母草	玄胡索	人蔘	甘草
5	5	2	2	2	2	2	1.5	1.5	1.5	1	1	1

熟地黃	白芍	大黃	當歸	川芎	芒硝	桂枝	桃仁	甘草	子宮洗滌 下腹部나 左側腹이 뻐근하며 不快하고 大便燥實, 小便赤澁, 胸腹痞滿, 先服 六貼으로 泄瀉 4~5次 後 妊娠藥 쓸 수 있다.
3	3	3	3	3	2	2	1	1	

28. 婦人氣積血塊

婦人氣積血塊癥瘕不拘																
當歸	川芎	黃芪	熟地黃	玄胡索	赤茯苓	青皮	枳殼	半夏	三稜	蓬朮	香附子	白芍	陳皮	桃仁	木香	紅花
3	3	3	3	2	2	2	2	1	1	1	1	1	1	0.5	0.5	0.5

婦人腹中氣塊															
香附子	蘇葉	烏藥	陳皮	檳榔	枳殼	白朮	白茯神	薑黃	木香	半夏	蓬朮	三稜	乾薑	甘草	枸杞子
3	2	1	1	1	1	1	1	2	1	1	1	1	1	1	2

婦人小腹에 血結成塊, 子宮外姙娠														
香附子	三稜	蓬朮	赤芍	白芍	當歸尾	青皮	烏藥	紅花	蘇木	桃仁	玄胡索	肉桂	半夏	甘草
3	1	1	1	1	1	1	1	1	1	1	1	1	1	1
酒水相半煎														

29. 産後陰脱, 脱腸

陰脱, 脱肛						
人蔘	黃芪	當歸	白朮	升麻	川芎	甘草
5	5	5	2	2	2	1

30. 産後大汗

外感傷寒으로 治療하면 卽死한다										
當歸	川芎	黃芪	麥門冬	熟地黃	人蔘	五味子	防風	桂枝	白朮	甘草
5	5	5	2	2	2	1	1	1	1	1

31. 産後腹痛

當歸	白朮	川芎	杜仲	桂皮	蒲黃	牧丹皮	玄胡索	五靈脂	白芷	山茱萸	山査	沒藥	貢砂仁
2	2	1.5	1.5	1	1	1	1	1	1	1	1	1	1
輕者는 2,3貼, 重者는 5,6貼													

211

32. 産後補藥

産後浮腫，子宮收縮不振，乳房不振																					
蒼朮	陳皮	厚朴	桔梗	當歸尾	白茯苓	半夏	白芷	桃仁	蘇木	乾薑	川芎	紅花	三稜	蓬朮	貢砂仁	丁香皮	檳榔皮	威靈仙	黃栢	羌活	獨活
2	1	1	1	4	1	1	1	1	1	1	2	1	0.8	0.8	0.8	0.8	0.8	2	0.8	0.8	2
沒藥	山查	五加皮	白芍	白何首烏	枳殼	木通	小茴香	烏藥	忍冬	甘草	金銀花	烏賊骨	玄胡索	艾葉							
1.3	1	3	1.5	1	1	2	1	1.5	1	1	1	1.5	1.2	2							

産後全身皮膚惡寒，手足掌發熱																						
熟地黃	山藥	山茱萸	白茯苓	牧丹皮	澤瀉	當歸	川芎	白芷	威靈仙	黃栢	南星	蒼朮	羌活	桂皮	薄荷	山查	桑白皮	地骨皮	紫菀	馬兜鈴	白薇	款冬花
2.5	1.5	1	1	1	1	2	1	1	1	1	1	1	1	1	1	1	1.5	1.5	1	1	1	1

當歸	人蔘	熟地黃	白朮	川芎	乾薑	産後出血過多，産後眩暈
1刃	5	5	5	5	5	

33. 子宮外姙娠(流産方)

香附子	三稜	蓬朮	赤芍	當歸	青皮	烏藥	紅花	蘇木	桃仁	大黃	肉桂	子宮外姙娠
3	2	2	2	2	1	1	1	1	1	1	1	

瞿麥	桂皮	檳榔	苦楝皮	黑丑	甘草	雷丸	蕪荑	使君子	芒硝	紅花	大黃	流産
20	10	3	3	3	3	1	1	1	1	0.5	1	

34. 不姙

女子가 服用하는 藥																				
香附子	蒼朮	甘草	三稜	白茯苓	青皮	山査	木香	檳榔	玄胡索	桂枝	牧丹皮	沙蔘	小茴香	紅花	陳皮	枳殼	當歸	益母草	乾薑	蓬朮	貢砂仁
2.5	1.5	1	0.8	1	1	1.5	1	1	1	1	1	1	2	1	1	1	1.5	1.5	1	0.8	1

沒藥	澤瀉	川芎	烏賊骨	艾葉
1	1	1.3	1.5	2.5

213

菟絲子	熟地黃	山茱萸	當歸身	山藥	蔓蔘	白朮	白茯苓	白芍	杜仲	枸杞子	川芎	肉桂	吳茱萸	甘草	川椒	艾葉	男子가 服用하는 藥
2	2	2	2	1	1	1	1	1	1	1	0.7	0.7	0.7	0.5	0.2	2	

鹿茸	當歸	白芍	山藥	白朮	人蔘	山茱萸	杜仲	陳皮	甘草	貢砂仁	酸棗仁	元肉	腹冷, 四肢冷의 不姙者
1	1.5	1.5	1.5	2	1.5	1.5	1.5	0.7	0.7	0.7	1	1	

35. 更年期障碍

不安, 不眠, 上氣, 自汗, 無氣力, 更年期障碍																
山藥	元肉	石菖蒲	酸棗仁	白茯神	半夏	陳皮	赤茯苓	竹茹	枳實	白朮	當歸身	柴胡	梔子	白芷	龍骨	牡蠣
1.5	1.5	1.5	1.5	1.5	1.5	1.5	1.5	1	1	1	1	0.7	0.7	0.7	0.7	0.7

心虛로 面汗, 頭汗, 更年期面熱													
黃芪	白茯神	當歸身	酸棗仁	黃芩	白朮	麥門冬	白芍	生地黃	日黃連	三七根	山查	艾葉	竹茹
3	2	2	2	2	2	1	1	1	0.5	1	1	3	1

36. 子宮膣 分泌液 增加

子宮膣 分泌液																					
蒼朮	陳皮	厚朴	藿香	獨活	金銀花	白芍	熟地黃	黃芪	當歸	川芎	桂皮	破古紙	杜仲	狗脊	牛膝	續斷	小茴香	烏賊骨	玄胡索	沒藥	皂角刺
2	1	1	1	3	0.5	3	1	1.8	1.8	1.8	1.5	1	2	2	2	2	1	1.5	1.2	1.3	0.5

附子	草烏	乳香
1	1	2

37. 子宮洗滌

熟地黃	白芍	大黃	當歸	川芎	芒硝	桂枝	桃仁	甘草	下腹部에 뻐근하면서 不快하고 大便燥實, 小便赤澁, 胸腹痞滿, 先服 六貼으로 泄瀉 4-5次 하고 나서 妊娠藥을 투여한다.
3	3	3	3	3	1	1	1	1	

38. 月經不通, 長流不止

憂思勞傷心脾, 健忘怔忡, 女子月經不通, 血不歸元, 崩漏											
當歸	元肉	酸棗仁	遠志	人蔘	黃芪	白朮	白茯神	柴胡	梔子	木香	甘草
3	3	3	1.5	1.5	1.5	1.5	1.5	1	1	1	0.5

39. 子懸症

藿香	蘇葉	白芷	大腹皮	白茯苓	厚朴	白朮	陳皮	半夏	灸甘草	貢砂仁	姙娠婦의 下腹部가 뻣뻣하고 긴장된 상태
1.5	1	0.5	0.5	0.5	0.5	0.5	0.5	0.5	0.5	2	

40. 陰瘡, 子宮內膜炎

草龍膽	柴胡	澤瀉	木通	車前子	赤茯苓	生地黃	當歸	梔子	黃芩	甘草	陰瘡 – 金銀花, 天花粉 子宮內膜炎 – 山藥, 茨仁 老處女, 未亡人 神經症 – 玄蔘
1.5	1.5	1.5	0.5	0.5	0.5	0.5	0.5	0.5	0.5	0.5	

41. 子宮異常으로 因한 腰痛

子宮異常 腰痛													
熟地黃	杜仲	續斷	牛膝	小茴香	破古紙	當歸身	川芎	肉桂	羌活	白茯苓	玄胡索	白朮	甘草	貢砂仁
2.5	1.5	1.5	1.5	1	1	1	1	0.8	0.8	0.8	0.8	0.5	0.5	1

42. 分娩

黃芪	當歸	麥門冬	熟地黃	川芎	진통이 始作되면 2貼을 服用
10	10	10	5	1	

9장

小兒疾患의 治法, 症狀, 處方

1. 小兒感冒, 咳

飲食無味, 咳																					
夏枯草	桑白皮	杏仁	白茯苓	五味子	百合	麥門冬	桔梗	連翹	白朮	陳皮	半夏	木香	蘿葍子	檳榔	枳實	枯白礬	玄蔘	大黃	黃栢	澤瀉	楡白皮
2.5	1	1.5	1	1	1	1	1	1	1.2	1.5	1	1	1.5	1	1	1	1	0.5	0.5	1.2	2

蘇子	黃芪	甘草	山査	薄荷
0.8	2	1	1	3

小兒 咳																					
桑白皮	杏仁	白茯苓	五味子	麥門冬	百合	桔梗	連翹	白朮	陳皮	半夏	木香	蘿葍子	檳榔	枯白礬	玄蔘	大黃	黃栢	澤瀉	蘇子	黃芪	甘草
1	1	1	1	1	1.5	1	1.2	1.2	1.5	1	1	1.5	0.7	0.7	0.3	0.2	0.2	1.2	0.8	2	1

小兒咳氣 熱甚, 咳嗽, 痰聲												
柴胡	前胡	羌活	枳殼	桔梗	荊芥	川芎	白茯苓	防風	薄荷	連翹	人蔘	甘草
2	1	1	1	1	1	1	1	1	1	1	1	1
人蔘은 沙蔘으로도 加할 수 있다												

2. 多驚, 癎疾

多驚, 癎疾																				
烏藥	陳皮	川芎	白芷	枳殼	白殭蠶	桔梗	白芍	甘草	青皮	鈞鉤藤	木果	葛根	蘇葉	山查	金銀花	柴胡	桑白皮	地骨皮	馬兜鈴	薄荷
2.5	1	1	1	1	1	1	4	1	1	2	1	1.5	1.5	1	0.8	1	2	2	1	1

多驚氣, 全身痙攣																					
烏藥	陳皮	川芎	白芷	白殭蠶	桔梗	葛根	白芍	甘草	青皮	鈞鉤藤	木果	陳皮	麥芽	蘇葉	白尤	厚朴	蘿葍子	枳殼	桂枝	茵蔯	薑黃
2	1	1	1	1	1	1	5	2	1.5	1.5	1	1	2	1.5	1	1	2	1	1.5	1.5	0.8

元肉	白茯神	梔子	黃芩	胡黃蓮	山查	烏梅
1	2	0.5	1.5	1	1	2알

3. 小兒口角流涎

白尤	青皮	乾薑	半夏	木香	丁香	小茴香	甘草	口角流涎
2	1.5	1.5	1	1	1	2	1	

4. 泄瀉, 小兒腸泄

靑便, 小兒泄瀉													
白朮	白茯苓	白芍	陳皮	登心	烏梅	元肉	山查	肉桂	乾薑	白豆蔲	肉豆蔲	艾葉	甘草
1	1	1	1	1	2알	1	1	1	1	1	1	2	1

小兒泄瀉												
蒼朮	陳皮	厚朴	白朮	澤瀉	豬苓	白茯苓	白芍	山查	肉豆蔲	桂枝	檳榔	訶子肉	甘草
1.5	1.5	1.5	1.5	1	1	1	1	1	1	1	1	1	1

小兒泄瀉, 小兒腸泄						
玄之草	艾葉	白芍	甘草	小白皮	陳皮	麥芽
4	4	4	2	2	1	1

5. 小兒痲痺, 腦性痲痺, 腦炎

小兒痲痺, 腦性痲痺																				
五加皮	柴胡	白何首	破古紙	金銀花	枯白礬	玄蔘	黃栢	知母	獨活	桑寄生	當歸	牛膝	杜仲	秦艽	細辛	桂枝	川芎	沙蔘	熟地黃	木果	薄荷
2	2	1.5	1	1.5	1	2	0.8	0.8	0.8	0.8	1.3	3	1	1	0.3	0.8	1	1	1	1	1.5

黃芪	防風	山查	痲黃	甘草
1.5	1	1	0.2	1

小兒腦炎							
柴胡	黃芩	半夏	人蔘	枳殼	大黃	鉤鉤藤	藁本	甘草
2	1	1	1	1	1	1	1	1

6. 小兒睡中頭汗(頭汗症)

睡中頭汗出																
白茯神	香附子	元肉	酸棗仁	半夏	陳皮	枳實	白朮	遠志	石菖蒲	當歸	川芎	白芍	麥門冬	人蔘	日黃連	小薊	甘草
2.5	2	2	2	1	1	1	1	1	1	1	1	1	1	1	0.5	0.5	0.5

7. 小兒夜啼

生地黃	木通	日黃連	黃芩	麥門冬	車前子	甘草	上半夜啼 (초저녁)
1	1	1	1	1	1	1	

白茯苓	白扁豆	人蔘	山査	神麯	麥芽	甘草	白朮	下半夜啼(새벽)
1	1	1	1	1	1	1	1	

8. 小兒虛弱體質

虛弱體質														
黃芪	元肉	當歸	川芎	白芍	山藥	枸杞子	白朮	白茯苓	白豆蔲	甘草	貢砂仁	木香	益智仁	鹿茸
1.5	1	1	1	1	1	1	1	1	1	1	0.7	0.7	0.7	1

麥門冬	桔梗	五味子	白茯苓	山藥	牧丹皮	鹿茸	小兒體質改善, 咳嗽, 氣管支虛弱
3	2	1	1	1	1	1	

9. 小兒吐瀉不止

桂枝	甘草	白朮	人蔘	乾薑(炒黑)	小兒吐瀉不止
2	2	1	1	1	

白朮	白茯苓	人蔘	藿香	肉豆蔲	車前子	黃芪	木通	白扁豆	天麻	細辛	白附子	甘草	葛根
1.5	1.5	1	1	1	1	1	1	1	1	0.3	1	1	1

泄瀉에 加 山藥, 白扁豆, 肉豆蔲
慢驚에 加 天麻, 細辛, 白附子
氣脫에 加 人蔘, 肉豆蔲, 破古紙

10. 小兒夜尿不禁

小兒夜尿													
熟地黃	山藥	山茱萸	烏藥	益智仁	白茯苓	牧丹皮	澤瀉	當歸	桂枝	附子	黃栢	黃連	甘草
3	2	2	2	2	1	1	1	1	1	1	0.5	0.5	0.5

夜尿												
白朮	巴戟	益智仁	肉桂	熟地黃	山茱萸	山藥	牧丹皮	澤瀉	金櫻子	遠志	石菖蒲	甘草
10	10	3	1	3	1.5	1.5	0.7	0.5	1	1	1	1

小兒夜尿												
熟地黃	家菲子	山藥	山茱萸	益智仁	烏藥	白茯苓	牧丹皮	肉桂	破古紙	白茯神	遠志	甘草
4	4	2	2	2	2	1	1	1	1	1	1	1

11. 小兒腦炎

小兒腦炎								
柴胡	黃芩	半夏	人蔘	枳殼	大黃	釣鉤藤	藁本	甘草
2	1	1	1	1	1	1	1	1

12. 小兒一切熱毒

柴胡	黃芩	荊芥	甘草	連翹	瞿麥	滑石	車前子	白芍	梔子	木通	當歸	防風	蟬退	竹茹	登心	牛蒡子
1.5	1.5	1.5	1	1	1	1	1	1	0.5	0.5	0.5	0.5	0.5	0.5	0.5	1

風熱, 熱毒 – 麥門冬 1錢
風熱毒(丹毒) – 大黃 1錢
胎熱毒 – 薄荷 1錢

胎熱

荊芥	防風	當歸	生地黃	苦蔘	蒼朮	胡麻仁	牛蒡子	知母	石膏	甘草	木通	秦艽	紫草	金銀花	日黃連	梔子	白花蛇舌草	虎杖根	蟬退	土茯苓	紫菀
1	1	1	1	1	1	1	2	1	2	0.5	0.5	2	2	3	1	0.8	1	2	1	3	1

蘿蔔子	茵蔯	魚腥草	枳角	白鮮皮	卷柏	登心	烏梅	元肉	款冬花	白薇
1	1	1	1	1	1	0.5	2알	1	1	1

13. 睡驚

心虛，夜夢多驚，睡臥不寧，恍惚驚悸													
白茯神	當歸	香附子	生地黃	熟地黃	麥門冬	酸棗仁	遠志	人蔘	黃芪	膽南星	竹茹	日黃連	甘草
3	2	2	1	1	1	1	1	1	1	1	0.5	0.5	0.5

精神知少，言語不分明							
半夏	甘草	黃芩	乾薑	人蔘	日黃連	遠志	石菖蒲
3	2	1.5	1.5	1.5	1	1	1

14. 鼻涕

鼻涕																						
桑白皮	杏仁	白茯苓	五味子	麥門冬	百合	桔梗	連翹	白朮	陳皮	半夏	木香	蘿蔔子	檳榔	枳實	枯白礬	玄蔘	大黃	黃柏	澤瀉	蘇子	黃芪	甘草
1	1	1	1	1	1	1	1	1.2	1.5	1	1	1.5	1	1	1	1	0.3	0.3	1.2	0.8	2	1

薄荷	蒼耳子	白芷	梔子	細辛	山查
3	2	1	1	0.5	1

鼻涕, 鼻塞																					
桑白皮	地骨皮	紫菀	馬兜鈴	熟地黃	白朮	陳皮	青皮	半夏	當歸	川芎	乾薑	肉桂	蘇葉	枳實	厚朴	白荳蔲	桔梗	杏仁	瓜蔞仁	麥門冬	五味子
2	2	1	1	1	1.5	1.5	1	1	2	1	0.8	0.8	1	1	1	1	1	1	3	1	1

沒藥	薄荷	荊芥	白芷	連翹	細辛	辛夷花	梔子	甘草	羌活	蒼耳子	榆白皮	百合	天花粉	烏賊骨	玄胡索
1.3	0.5	2	1	1	0.5	0.5	1	1.5	1.5	3	3	1.5	1.5	1.5	1.2

15. 小兒皮膚微瘡

小兒皮膚微瘡															
白朮	陳皮	厚朴	蘿蔔子	木香	檳榔	枳實	烏賊骨	玄胡索	沒藥	山查	蒼耳子	浮萍草	白荳蔻	肉荳蔻	甘草	麥芽
2	1	1	1	1	1	1	1.5	1.2	1.3	1	3	5	1	1	1	1

16. 耳下腺炎

耳下腺炎												
金銀花	牛蒡子	連翹	玄蔘	桔梗	射干	柴胡	前胡	羌活	荊芥	防風	赤茯苓	薄荷	甘草
2	2	2	2	1.5	1.5	1	1	1	1	1	1	1	1

[참고문헌]

『洪家定診祕傳』, 洪淳昇, 醫學社, 1974.04.15.

『漢方臨床四十年』, 朴炳昆, 書苑堂, 1992.09.30

『臨床本草學』, 辛民敎, 南山堂, 1986.09.30

『傷寒論解說』, 朴鍾甲 譯, 東洋綜合通信大學 敎育部, 1968.06.05

『辨證奇聞』, 淸錢松省 著, 杏林書院, 1973.06.20

『漢方內科學』, 李基淳, 詩文社, 1969.07.25

『漢方消化器內科學』, 朴鎬混, 李基南 共著, 1984.03.01

『東醫精神科學』, 柳熙英, 慶苑文化史, 1975.07.05

『漢方婦人科』, 李鍾畢, 朴炳列 共著, 醫學士, 1979. 10.15

『東醫診斷學』, 李文宰, 醫學社, 1975.03.30

『方藥合編』, 鄭民鉉, 東洋綜合通信大學 敎育部, 1971. 12.10

『仲景全書』, 張仲景, 東方圖書公司刊行, 中華民國 五十四, 07.02

『漢方臨床治療學』, 裵元植, 醫文社, 1971.04.01

『東醫寶鑑』, 東醫寶鑑國譯委員會, 豊年社, 1966.06.01

嚴家秘煎

초판 1쇄 인쇄일 2024년 8월 05일
초판 1쇄 발행일 2024년 8월 20일

編   著 : 嚴泰植
만 든 이 : 李貞玉
만 든 곳 : 杏林書院
서울시 은평구 수색로 340 <202호>
전화 : 02) 375-8571
팩스 : 02) 375-8573
이메일 : pyung1976@naver.com
등록번호 25100-2015-000103호
ISBN 979-11-89061-18-0 93510
정 가 40,000원